LES BAINS DE BROUSSE,

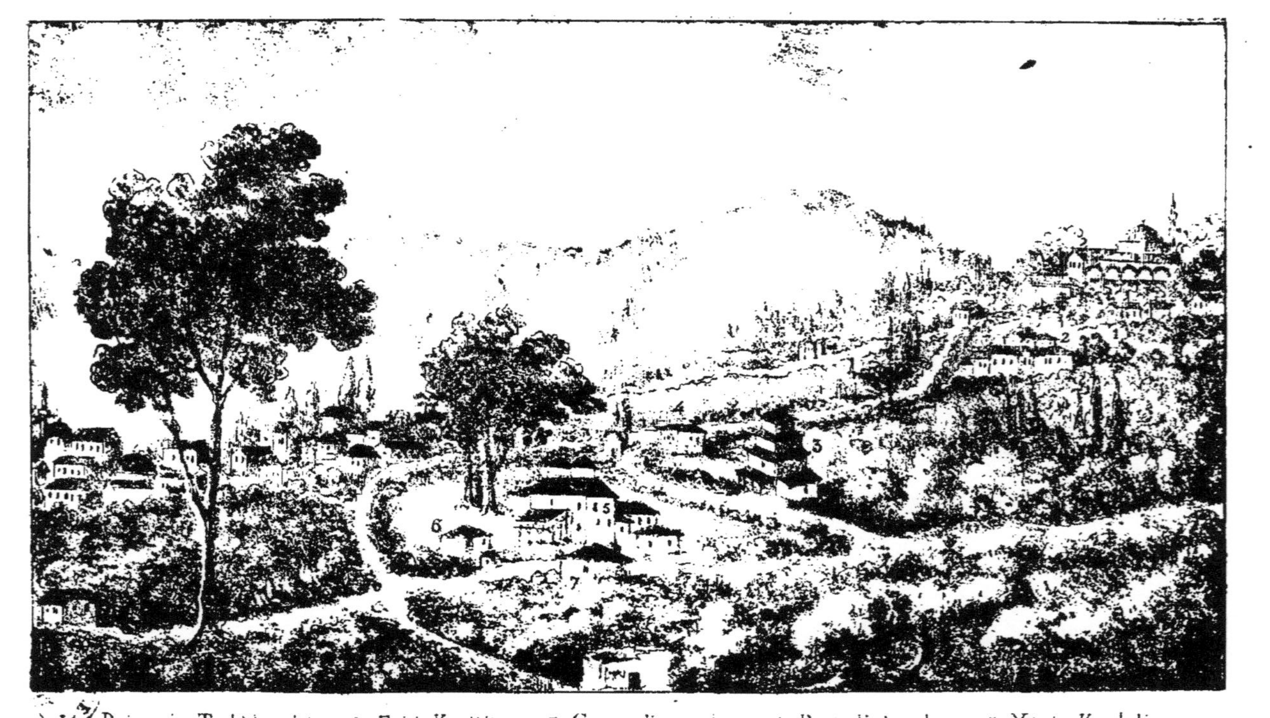

1. Bains de Tschèkirghé. — 2. Eski-Kaplidja — 3. Grand K[illegible]rtlu — 4 Petit Kukurtlu. — 5. Yéni-Kaplidja.
6. Kaïnardja — 7. Kara-Moustafa.

LES BAINS
DE BROUSSE,

EN BITHYNIE (TURQUIED' ASIE),

AVEC

UNE VUE DES BAINS ET UN PLAN DES ENVIRONS

DE BROUSSE.

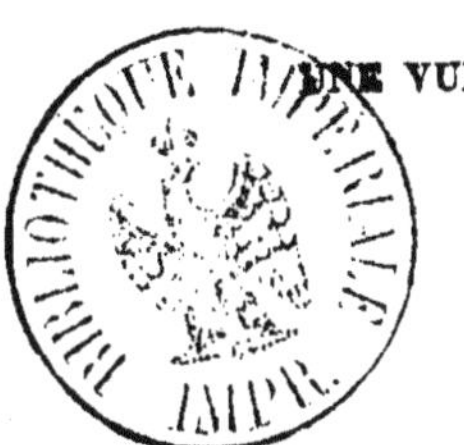

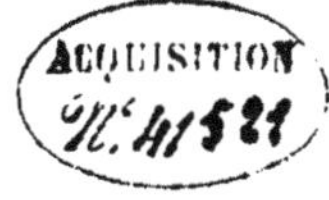

PAR

C. A. BERNARD,

Docteur en Médecine et en Chirurgie, etc. Directeur et Professeur de Pathologie interne et des Cliniques médicale et chirurgicale à l'École Impériale de Médecine de Galata-Sérail etc.

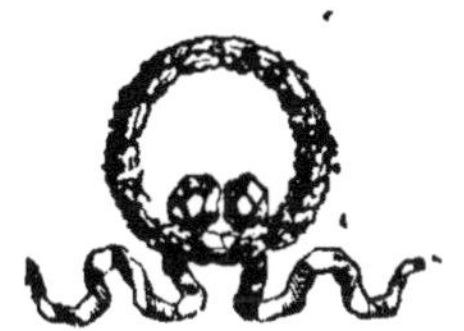

Constantinople

IMPRIMERIE DE MILLE FRÈRES

1842

A SA MAJESTÉ IMPÉRIALE

LE SULTAN ABDUL MÉDJID KHAN.

SIRE,

L'Empire Ottoman possède, presqu'aux portes de Constantinople, d'abondantes sources minérales aussi variées dans leurs propriétés que salutaires dans leurs effets. Ces eaux thermales qui coulent en Bithynie à quelque distance de Brousse avaient contribué à faire avantageusement connaître cette ville aux anciens, déjà avant que les armes victorieuses du Sultan Orkhan n'en eussent fait la première capitale de l'Empire. C'est l'efficacité des eaux de Brousse qui sauva les jours d'un des plus illustres aieux de V. M. Impériale, Le Sultan Suleyman le Grand, attaqué d'un mal opiniâtre contre lequel toutes les autres ressources de l'art étaient restées impuissantes.

Admis, Sire, à l'honneur de servir le gouvernement de V. M. je ne cesse de chercher les moyens de me rendre de quelque utilité aux sujets de V. M. Impériale. Ayant eu dernièrement occasion d'éprouver sur moi même et sur beaucoup d'autres malades les salutaires effets des bains de Brousse, j'ai soumis ces eaux minérales à une analyse chimique dont j'expose les résultats dans la présente brochure. La noble sollicitude que V. M. Impériale consacre au développement des sciences et la protection toute spéciale qu'elle daigne accorder à l'École de Médecine à laquelle j'appartiens, m'imposent le devoir de lui offrir la dédicace de ce faible opuscule. Daignez, Sire, l'accueillir avec bonté et n'y voir que l'hommage de ma reconnaissance et de mon plus profond respect. Cette faveur sera la récompense la plus précieuse de mes travaux passés, et l'encouragement le plus flatteur pour redoubler de zèle dans l'accomplissement des devoirs inhérents au poste que je dois à l'auguste confiance de V. M. Impériale.

Je suis avec un profond respect,

SIRE,

De Votre Majesté Impériale

Le très humble, très soumis
et très obeissant serviteur

C. A. BERNARD.

شوكتلو كرامتلو قدرتلو مهابتلو پادشاه عدالتعنوان و شاهنشاه باهر الاحسان افندمز
حضرتلری

تأثيرات نافعهٔ غريبه‌سی جهتيله اول درجه‌ده مدح وستايش اولنان اوروپا قپلوجه وايليجه‌لری قدر منبع شفا وعافيت اوله‌جق مياه معدنيه ممالك محروسهٔ شاهانه‌لرنده يعنی درسعادت مقرلرينه قريب محروسهٔ بروسه ايليجه‌لری اولوب بونلر ما تقدمدنبرو شهرتگير افاق اولوب ازجمله اجداد عظام معالی انسام ملوكانه‌لرندن صاحب قانون سلطان سليمان خان طاب ثراه حضرتلری دخی ذكر اولنان قپلوجه‌لرده استحمام بيورملريله وجود همايونلری ازسرنو قرين صحت وزندگانی اولمش اولديغندن بو معدنی صولرك بالتجربه بو عبد عبوديت كسترلرينك عندچاكرانه‌مده دخی مشهود اوله‌رق محسنات طبيعيه‌لری سايهٔ معدلت وايهٔ شاهانه‌لرنده متنعم انواع اسايش واستراحت اولان كافهٔ صنوف تبعهٔ سلطنت سنيه‌لرينك معلومی اولمق وبيلنلرنده لدی الحاجه استعمالنه قدرتياب مراجعت ايله بو جهتدن. دخی طرف مستجمع المجد والشرف جهانبانيلرينه دعوات خيريهٔ

نامتناهیه استجلاب قلنمق امنیهٔ خالصانه سیله میاه مذکوره اصول کیمیویه اوزره لدی الحل محتوی اولدقلری فوائد وخاصیات باهرهٔ المنفعتلرینه تحصیل علم یقین ایدرک کمال عجز واحتقار ایله شرح وتفصیلنه جسارت اولنمغله بووجهله بر رسالهٔ عاجزانهم وجوده کتورلوب من غیر لیاقة مستخدم بیورلدیغم مکتب طبیهٔ عدلیه حقنده هربار نیر توجهات عالم افروز شهنشاهیلری اشعه پاش ظهور وکافهٔ فنون ومعارفک ترویج وانتشاری خصوصنده هردم طرف مستوجب الشرف جناب شهریاریلرندن قرین ساپاش واستحسان موفور بیورلمقده اولدیغنه بناء رسالهٔ مذکوره نام نامی معالی پیرالرینه دیباجه طراز تسطیر ایله کستاخانه واقع اولان جرئت عاجزانهم پردهٔ عفو واحسان بی پایان شهنشاهانه لریله مستور ورسالهٔ مزبوره نک لطفا ومرحمة قبولنه عنایت مراحم غایت جناب ملوکانه لری ارزان وشایان بیوریله رق بو عبد فقیر بی مقدارلری تازیانهٔ شوق وغیرت عبودیت اوله جق الطاف علیهٔ ملوکانه لریله مسرور بیورلمق بابنده امر وفرمان واحسان فراوان شوکتلو کرملو امتلو مهابتلو پادشاه عدالتعنوان وشهنشاه باهر الاحسان افندمز حضرتلرینکدر

بندهٔ دوقتور برنارد دیرکتور
وخواجهٔ مکتب طبیهٔ
عدلیه

AVANT PROPOS.

Tout le monde à Constantinople parle des eaux de Brousse, mais personne ne les connait. Parmi ceux qui les ont essayées à tout hasard, quelques uns sont revenus guéris, d'autres plus malades: c'était leur destinée. Quant à la cause de ces résultats opposés, quant à la composition chimique et aux propriétés spéciales des eaux de Brousse, nul ne s'en est inquiété. Non seulement il n'existe aucun ouvrage sur ces questions, mais les renseignemens qu'on peut recueillir même des plus anciens médecins de la Capitale sont tellement incomplets et inexacts qu'il est de toute impossibilité d'y baser un système quelconque, d'en faire sortir des connaissances positives qui puissent guider dans l'application. Les qualités bienfaisantes que j'avais entendu prêter aux bains de Brousse m'avaient fait espérer que plusieurs de mes malades y pourraient trouver sinon une guérison complète, du moins un notable soulagement.

Cependant mes occupations ne me permettaient pas d'aller moi même constater sur les lieux des propriétés un peu hypothétiques: je voulus prendre ici des informations, mais personne ne pût même me fixer sur la température des eaux, et j'allais être obligé de renoncer prudemment et pour toujours peut-être à l'usage d'un moyen curatif dont je ne pouvais apprécier l'efficacité.

Heureusement, pour ce desir, je fûs tout-à-coup frappé d'une ophthalmie aiguë qui, tantôt améliorée tantôt empirée pendant cinq mois, résista avec une opiniâtreté vraiment providentielle à tous les traitemens thérapeutiques. Forcé d'interrompre une partie des occupations qui me retenaient à Constantinople, poussé aussi par un dernier espoir de guérison, je profitai de ma liberté et j'allai à Brousse.

Vingt jours après j'étais parfaitement débarassé de mon ophthalmie, et j'avais étudié avec reconnaissance les eaux merveilleuses aux quelles je devais le salut de mes yeux.

Mais une chose surtout m'avait frappé dans les nombreuses observations que j'avais été à même de faire, c'est sur plusieurs personnes l'inefficacité, souvent même les effets désastreux des bains qui m'avaient été si salutaires, et j'ai pu remarquer que ce mal venait uniquement de l'ignorance. Les médecins qui ne connaissent aucunement les propriétés de ces eaux les appliquent souvent à des maladies pour lesquelles elles sont contraires: d'autres fois elles conviennent à la maladie mais les remèdes étrangers qu'on y joint ou l'usage des eaux thermales sans ordre, sans méthode et sans le régime requis s'en trouvent paralyser les effets.

Un jour j'étais a la source même, livré avec une scrupuleuse attention à l'analyse des eaux thermales, lorsqu'en relevant la tête je vis tout à coup auprès de moi deux hommes dont l'aspect me saisit comme une sombre apparition. Pâles, le visage terreux, les yeux caves, ils étaient, au mois du juin, enveloppés dans d'immenses fourrures qui faisaient ruisseler la sueur sur leur front. Je leur demandai la cause de l'état déplorable dans lequel je les voyais. — «Hélas! me repondirent-ils, ce sont les malheureux » bains de Brousse. Nous étions seulement indisposés il a quinze » jours quand nous sommes venus ici; voilà en quel état les bains » nous ont réduits.» Ils me demandèrent alors des conseils sur leurs traitemens: j'avoue que ma curiosité avait été vivement excitée, et ma confiance dans les eaux de Brousse un peu ébranlée. Mais puisqu'en me demandant mes conseils, ces messieurs m'offraient une occasion d'éclairer mes doutes, j'en profitai avec empressement et mes questions amenèrent de leur part la narration suivante;

» Tous deux identiquement dans le même cas, nous avons
» été dernièrement et à différentes reprises attaqués du mal vé-
» nérien, pour lequel les médecins nous traitèrent par le mer-
» cure à forte dose. Le trouble local disparut complètement,
» mais il nous restait des douleurs dans tous les membres, une
» altération dans les facultés digestives, des plaies qui apparais-
» saient de tems en tems dans la bouche, et à un troisième qui ve-
» nait joindre ses compagnons de souffrances dans ce moment,
» une dartre sur la tête et le cou, laquelle résistait opiniâtre-
» ment à toutes les plus fortes préparations mercurielles. Nous
» avions entendu parler des eaux de Brousse, et nous vinmes
» à Constantinople pour en essayer l'effet: Les médecins de cette
» ville nous confirmèrent dans notre résolution, seulement ils ju-
» gèrent à propos de joindre aux bains sulfureux un traitement
» thérapeutique: ils nous remirent donc diverses prescriptions
» que nous fimes exécuter dans une pharmacie de Péra, et char-
» gés chacun de quatre boites de pillulles et de soixante paquets
» de simples pour tisanes, nous arrivâmes à Brousse pleins d'espé-
» rance et de courage. Nous nous installâmes immédiatement dans
» le petit bain sulfureux (misérable baraque dont le toit est percé
» et le pavé rompu à ne s'y pouvoir tenir) et nous commen-
» çâmes à suivre scrupuleusement le traitement qu'on nous
» avait indiqué. Certes il fallait de la résignation. Matin et soir
» après nous être consciencieusement administré nos pilulles et
» nos tisanes nous entrons dans le bain que nous devons pren-
» dre aussi chaud que nous pouvons le supporter, et où nou -
» devons rester jusqu'à la défaillance. En outre nous ne devons
» sortir que très rarement et entretenir toute la journée une
» abondante transpiration: vous voyez avec quelle exactitude nous
» exécutons les ordonnances, ajoutèrent-ils en essuyant la sueur
» qui ruisselait de leurs visages decharnés. Il y en a pourtant que
» nous ne pouvons pas accomplir malgré toute notre bonne
» volonté. Ainsi quant au régime nous mangeâmes au com-
» mencement de la cure de tout ce qui nous faisait plaisir; mal-
» heureusement à présent l'appétit nous manque totalement, et

» ainsi nous ne pouvons suivre la seule partie agréable de » nos prescriptions. Si encore toutes ces privations, toutes » ces souffrances avaient une compensation, si nous apercevions » un mieux quelconque notre courage ne faiblirait pas. Mais » vous voyez en quel état nous voilà, nous commençons à déses- » pérer de notre guérison, et nous n'attendons que votre avis » pour cesser un traitement désastreux. »

Ils me remirent les ordonnances des remèdes qu'ils prenaient, et avec les connaissances que j'avais déjà sur les propriétés des eaux de Brousse, il ne me fallut pas de longues méditations pour découvrir la cause du mauvais succès qui m'avait d'abord effrayé. La malheureuse combinaison des médicamens mercuriels avec les bains sulfureux, l'usage immodéré et irréfléchi de ces bains dont la température et la durée ne convenaient nullement, le régime défectueux d'ailleurs, le manque d'exercice, et la nourriture déréglée, tout se réunissait pour combattre l'efficacité des eaux les plus salutaires du monde; celles de Brousse me semblaient parfaitement convenir à la maladie de ces messieurs, qui n'était qu'un empoisonnement chronique par l'usage immodéré de mercure pour lequel les eaux thermales sulfurures sont le remède souverain, mais j'en voyais l'effet malheureusement neutralisé par d'inutiles et même nuisibles remèdes.

Je leur conseillai donc de jeter immédiatement par les fenêtres toutes ces drogues qui les empoisonnaient. Je leur indiquai soigneusement l'heure, la température et la durée des bains qu'ils devaient continuer à prendre: Je leur prescrivis un régime convenable à lenr maladie, une nourriture choisie et un exercice modéré.

Cinq jours après mes malades vinrent me faire une visite. Je ne les reconnus pas d'abord: la santé s'épanouissait déja sur leurs visages naguère cadavéreux. Cinq jours d'un traitement rationel avaient suffi pour opérer une véritable métamorphose: ils me prièrent de continuer à diriger leur cure et un mois plus tard ils s'en retournaient parfaitement rétablis.

Plusieurs autres malades de ma connaissance qui avaient fait usage des bains pendant quinze jours avant mon arrivée à Brousse se trouvaient parfaitement dans le même cas et quelques couples de jour sous ma direction suffirent pour produire la même métamorphose merveilleuse.

Ces observations et d'autres semblables qu'il serait trop long d'énumérer ici, m'ont engagé à approfondir les études que j'avais commencées sur la composition chimique des thermes de Brousse, sur leurs propriétés particulières, leur efficacité dans certaines maladies et la manière de les appliquer sans compromettre les résultats. Si l'analyse de ces eaux, faite à Brousse même, et répété à l'hôtel de monnaies à Constantinople, laisse quelque chose à désirer par rapport à la précision mathématique; si peut-être il y a erreur d'un millième dans le poids stéchiométrique des substances fixes et gazeuses contenues dans ces eaux, s'il est possible de multiplier les observations sur les résultats de leur emploi, je puis assurer du moins l'exactitude de celles que j'ai été à même de faire, et des données que l'analyse m'a fournies sur la composition essentielle des différentes sources minérales de Brousse, et j'ai tout lieu d'espérer que la publication du travail auquel je me suis livré dans un but philanthropique sera de quelque utilité aux médecins de l'Empire Ottoman et surtout aux malades qui souvent sans doute trouveront désormais un remède à des maux contre les quels échouent tous les moyens thérapeutiques de la pharmacie, et un guide qui leur enseignera la manière d'en faire usage.

La méthode dans l'application des remèdes en général surtout dans celles des thermes est tellement de rigueur, que les mêmes remèdes, les mêmes bains produisent des effets merveilleux ou le contraire selon l'administration méthodique et persévérante ou déréglée et inconstante.

L'histoire de la médecine nous offre mille exemples frappans des guérisons obtenues par une méthode rigoureuse dans l'application de remèdes parfaitement simples souvent même indifférens. Dans ces derniers tems, par exemple, deux systèmes célèbres quoique défectueux et bornés en eux mêmes, quoique souvent entachés de charlatanisme, ont pourtant révélé des vérités médicales dont l'art de guérir et la postérité recueilleront sans nul doute des fruits merveilleux. N'est-il pas surprenant, par exemple, dans le système hydropathique de voir un simple paysan guérir une foule de maladies rebelles, envenimées et enracinées, seulement avec de l'eau froide et pure, mais appliquée suivant une méthode rigoureuse, énergique et persistante.

Est-ce que nous ne voyons pas guérir mainte maladie chronique et aiguë sous l'administration méthodique et persévérante d'un atôme homæopathique de remède et un régime sévère?

Est-ce que sous le traitement allopathique nous ne nous trouvons pas souvent désespérés de l'inefficacité d'un remède dans un cas de maladie qui guérit parfaitement par le même remède en apportant de la méthode dans son applicatiou?

Si l'eau simple employée méthodiquement produit des guérisons quelquefois miraculeuses: si bien souvent nous voyons un mal syphilitique résister pendant plusieurs années à l'application d'un remède mercuriel, et guérir bientôt radicalement par la même préparation administrée méthodiquement: si l'homæopathie nous démontre ce que peut l'administration systématique persévérante d'un remède simple, innocent, indifférent même, pourvu qu'il s'adapte ou du moins ne soit pas contraire à l'état pathologique du malade; que ne devra pas produire la méthode appliquée à l'emploi des eaux thermales de Brousse, ces eaux que leur calorique naturel et vivifiant, que leurs gaz salutaires, que leurs propriétés physiques et chimiques mettent certainement au niveau des eaux celèbres de Gastein, de Tœplitz, de Vichy, d'Aix la Chapelle, de Mehadia, et d'autres dont on vante tant les miracles.

Déjà l'histoire ancienne et l'histoire moderne citent plusieurs têtes couronnées guéries par les eaux des Brousse. Une foule de personnes à Constantinople leur doivent leur santé, leur vie peut-être: moi même tourmenté pendant cinq mois par une ophthalmie catarrhoso-rheumatique avec ulcération commençante de la cornée je ne dois la conservation de mes yeux qu'à l'usage de ces eaux pendant à peine vingt jours. Et certes on conçoit aisément toute la merveilleuse influence des bains de Brousse pour rétablir le calme et l'harmonie dans une organisation troublée. Ajoutez en effet à l'efficacité des eaux minérales le changement d'air et de régime, qui lui seul produit souvent des guérisons miraculeuses, l'immunité de toutes les affaires de tous les soins domestiques, la situation enchanteresse des bains, cet air vif et embaumé des montagnes, le spectacle de cette végétation luxuriante du vallon et des montagnes que couronne une neige presque éternelle, les promenades environnantes dont les points de vue sont toujours beaux, toujours variés, toute cette nature enfin gracieuse à la fois et grandiose, et vous ne serez pas surpris qu'on sente là quelque chose qui enivre les sens, qui relève l'ame, qui accélère et affermit toutes les fonctions de l'organisme, et vous comprendrez qu'il y a peu de maladies chroniques guérissables qui puissent résister á l'influence de ces bains. Maintenant on a lieu de s'étonner en voyant ces sources de vie que la nature s'est plu à faire jaillir aux portes même de Constantinople, on a lieu de s'étonner qu'elles soient encore aujourd'hui méconnues et désertes: on a lieu de s'étonner que la philanthropie, ou le desir de la guérison, ou le charme même des lieux ne les aient pas préconisées, n'y aient pas amené la foule souffrante ou fashionable qui se presse chaque année aux eaux d'Europe.

Malheureusement jusqu'à présent le fléau destructeur qui chaque année décimait les populations de l'Empire Ottoman, la peste (puisqu'il faut l'appeler par son nom) rendait impossible en Turquie, toutes espèce de réunion, toute entreprise sociale. Aujourd'hui que la providence et les quarantaines ont affranchi l'Empire du tribut humain que le monstre prélevait inexorablement chaque année, je ne doute pas que bientôt les bains de Brousse ne prennent dans le monde le rang et l'importance que leur situation et les qualités de leurs eaux leur assignent, déjà plusieurs propriétaires ont fait l'acquisition de quelques bains où ils font construire de nouveaux appartemens qui, nous l'espérons pourront satisfaire aux premiers besoins des malades. Nous faisons des vœux sincères pour qu'incessament un etrepreneur philanthrope réalise une belle et honorable fortune par l'établissement de bains convenables à Brousse; en attendant je crois possible d'obtenir les plus heureux effets de ce qui existe actuellement et c'est pour en indiquer les moyens que je me suis décidé à publier cette modeste brochure.

Je me propose d'indiquer les inconvéniens de la localité en général et de chaque bain spécialement, qui s'opposent à un traitement systématique rigoureux, mais je ferai connaitre en même tems les moyens de les paralyser. Le manque d'un médecin *ad hoc* qui puisse diriger dans ses détails le traitement que chacun doit suivre m'a obligé d'ajouter quelques avis généraux sur divers points essentiels à observer; j'exposerai mes considérations sur la température et la durée des bains, sur le tems de l'année et du jour où ils peuvent être le plus avantageux, sur le nombre qu'il convient d'en prendre par saison et par jour, et enfin sur le régime qu'il est important d'observer pendant la cure.

Je donnerai ensuite l'analyse chimique des eaux, leurs propriétés particulières, et l'indication générale des maladies pour lesquelles surtout elles doivent être souverainement efficaces. Je terminerai par une description des routes qui y conduisent de la capitale et une notice historique sur les bains de Brousse, sur les monumens anciens et modernes, et sur tous les lieux remarquables qui peuvent dans les environs attirer l'attention des baigneurs touristes.

Du reste on pourra s'apercevoir que je n'ai eu la prétention de faire ni une œuvre de science profonde, ni une œuvre litteraire; j'ai voulu seulement être utile, j'ai voulu seulement faire partager à d'autres les heureux effets que j'ai eu occasion d'éprouver sur moi même.

Je me croirai amplement recompensé de mon travail si je puis ouvrir à quelque malade désespéré une voie de guérison, je m'estimerai bien heureux, et il me semble que j'aurai pour ainsi dire élargi ma mission de médecin, si je puis contribuer ainsi, comme je l'espère, à soulager les souffrances même des personnes que je ne connais point.

LES BAINS DE BROUSSE.

I. PARTIE.

RÈGLES GÉNÉRALES CONCERNANT L'USAGE DES BAINS.

1. SUR LA TEMPÉRATURE DES BAINS EN GÉNÉRAL.

La température des bains est une chose tellement essentielle dans leur usage, que le même bain produit des effets salutaires ou nuisibles suivant que la température convient ou non à la constitution et à l'état pathologique du malade.

Tout malade donc qui voudra faire usage de ces bains, fera sagement de consulter d'abord son médecin qui, d'après les indications données par cette brochure, pourra mieux que tout autre fixer la température qui convient au tempérament et à l'affection particulière du malade.

Je me bornerai à donner ici quelques principes généraux, auxquels devra se conformer consciencieusement le malade qui tiendra à ne pas compromettre les résultats de la cure.

Quand les bains, d'après l'avis du médecin, devront être suivis d'une forte transpiration, leur température sera au dessus de 30° R; elle pourra s'élever jusqu'à 31°, 32° et même jusqu'à 34° R. Mais quand il ne sera pas nécessaire de provoquer cette transpiration, la température des bains devra rester au dessous de 30° à 29°, 28°, 27°, et même 26° selon les indications spéciales du cas.

En général les personnes jeunes, sanguines, nerveuses, hystériques et hypochondriaques, celles qui souffrent d'engorgemens du foie, de la rate, des intestins, ou de tumeurs dans le bas ventre ou le bassin, ne supportent en général pas bien une température au dessus de 30° R: Cette température pourrait être même funeste pour les individus qui ont une constitution apoplectique, qui souffrent de vices organiques au cœur et aux artères, tels que l'hypertrophie du cœur, l'ossification de différentes valvules, l'anévrisme de l'aorte et des artères etc.; ceux qui sont attaqués de l'asthme causé par un vice organique des organes de la circulation. L'asthme nerveux ne défend pas les bains chauds, c'est pourquoi je conseille à tous les malades qui souffrent de quelque affection aux organes de la circulation ou de la respiration, et qui voudront faire usage de bains chauds de consulter un médecin qui s'entende à la sthétoscopie.

Les inconvéniens de la chaleur outrée des bains sont souvent immédiatement: différents degrés de lypothimies, congestions de l'appareil circulatoire et respiratoire manifestées par la suffocation, les angoisses de la respiration, les palpitations du cœur et des artères; congestions à la tête, différens degrés de cardite, angioite, (fièvres des anciens) affections qui nécessitent souvent une médication prompte et énergique.

La température moyenne de 28° à 29° R. est en même tems agréable et suivie ordinairement d'une legère transpiration. C'est celle qui convient à la plupart des cas, et jamais elle ne peut entrainer aucun inconvénient.

Il ne faut cependant pas oublier que les orientaux accoutumés à l'usage des bains très chauds supportent plus facilement une température élevée et que cette habitude même nécessite l'augmentation proportionelle de la chaleur des bains.

D'après ce qui vient d'être dit, il sera facile de déterminer la température qu'il convient de donner au bain, suivant l'état physiologique et pathologique du malade et suivant la transpiration plus ou moins forte qu'il faut provoquer. Cette température variera, selon le cas, entre 25° et 34° R. On fera sagement de commencer par la température moyenne de 28° R. et de la hausser ou de l'abaisser graduellement selon les indications spéciales.

2. SUR LA DURÉE D'UN BAIN.

Les mêmes considérations qui doivent déterminer la température du bain en déterminent aussi la durée.

Il y a des maladies qui demandent une immersion longtems prolongée pour que le malade puisse éprouver dans le bain même son action primaire, et son action secondaire (la réaction), pour que le ramollissement du tissu cellulaire des organes extérieurs puis intérieurs puisse favoriser en eux l'absorption efficace et complète de toutes les vertus bienfaisantes des eaux thermales.

Ces maladies sont en général: les différentes affections de la peau, et du système lymphatique, les engorgemens des viscères, les rhûmatismes, toutes les formes de l'arthrite, le mal mercuriel, la scrophulose, les différentes tumeurs aux articulations, les anchyloses etc.

D'autres maladies, au contraire, n'exigent qu'une immersion de peu de durée, parce qu'elles n'ont besoin que de l'action primaire des eaux thermales. Ce sont: les maladies de nerfs, les douleurs, les spasmes, les parèses et les paralyses pures, c.à.d. qui ne sont pas causées par un procès morbide d'une nature particulière, p. e. la goutte, les rhumatismes, etc.

Une constitution forte, l'immunité de tout trouble dans les organes de la circulation et de la respiration ou dans ceux qui en dépendent, l'absence des maux de tête, vertiges, et l'habitude de prendre des bains chauds, etc. permettent une longue durée du bain, qui dans les cas contraires devrait être plus ou moins abregé, suivant la circonstance.

On conçoit facilement encore que la température du bain doit influer considérablement sur sa durée, de manière qu'à mesure que la température augmente, la durée doit diminuer.

Le minimum de la durée sera un quart d'heure, le maximum une heure et demie. Une augmentation graduelle de la durée est prudente et souvent requise par l'usage méthodique.

3. SUR LE TEMS ET LE NOMBRE DES BAINS.

La question se subdivise naturellement ici en deux parties. Il faut distinguer la saison de l'année, l'heure du jour, le nombre des bains pour toute une cure et pour chaque journée.

Et d'abord on peut dire qu'aucune saison ne défend absolument l'usage des bains qui doivent être salutaires en tout tems: la différence n'est que dans le plus ou le moins de facilités et d'agrémens, c.à.d. dans les accessoires qui du reste ne doivent pas être négligés.

L'hiver n'est pas rigoureux à Brousse, et en cas de nécessité on pourait sans inconvénient profiter de ses belles, journées qui n'y sont pas rares, pour faire usage des bains mais les maisons ne sont pas assez confortables, la saison est un peu triste, et le moral risquerait, peut-être, d'en être désagréablement affecté.

L'été était jusqu'à présent redouté par ses chaleurs, mais surtout par les fièvres intermittentes qui, depuis une dizaine d'années, paraissaient endémiques à Brousse pendant cette saison. Mais heureusement on a commencé à attaquer le mal dans sa source. Des champs de riz nombreux dans les environs avaient été avec quelque raison soupçonnés d'être cause du mal. Cette culture y a été abandonnée. Il reste bien encore quelques marais dont les eaux stagnantes doivent contribuer à vicier l'air, il serait très facile de les dessécher; et je ne doute pas qu'un philanthrope qui entreprendrait l'établissement de bains réguliers à Brousse réaliserait cet empêchement à fort peu de frais. En attendant, la suppression des champs de riz a déjà produit un heureux effet: l'année dernière la constitution endémique fièvreuse a commencé à disparaître: et la fièvre intermittente n'a atteint, rarement encore, que les individus qui en avaient déjà souffert précédemment. On peut donc espérer la disparition prochaine et totale de cette maladie qui jusqu'à présent avait interdit à Brousse l'usage des bains pendant l'été.

L'automne est plus favorable au séjour de Brousse: Les ardeurs de l'été s'éteignent dans les pluies périodiques qui y tombent abondamment au mois d'août : la végétation renaît sous cette humidité vivifiante, et donne à la campagne une apparence printanière. Les fruits sont nombreux et excellens et la température se maintient douce jusqu'au mois de décembre ; on peut donc profiter avec avantage des trois mois qui précèdent.

Mais la saison la plus favorable au succès complet des bains est sans condredit le printems partout mais principalement à Brousse peut-être. C'est là qu'il faut voir le reveil de la nature dont le frais sourire fait épanouir l'ame et les sens. Le ciel est pur, l'air transparent, le soleil ardent, mais le voisinage de l'Olympe et de ses neiges encore abondantes dans cette saison, les eaux jaillissantes qui se précipitent de toutes les montagnes et qui arrosent perpétuellement la plaine, entretiennent une température modérée, délicieuse, une douce fraicheur dans l'atmosphère embaumée où on respire véritablement la santé.

Quant aux tems de la journée, c'est la matinée et la soirée qu'on doit préférer pour le bain. Le milieu du jour est mieux employé en promenades sur les hauteurs où la vivacité de l'air tempère l'ardeur du soleil, ou sous l'ombre fraiche des bosquets de chataigniers et de platanes dont les environs sont couverts.

Le nombre des bains pour une saison se calcule principalement d'après la nature, la durée et l'opiniâtreté du mal. Pour en retirer cependant un avantage suffisant et durable, la saison doit être au moins de 40 bains, mais il y aura des maux pour lesquels 60, 80, 90 bains même seront nécessaires. En général il est bon de les continuer jusqu'à ce qu'il s'établisse une réaction suffisante constatée par un malaise, la fièvre, des sueurs abondantes, la diarrhée, des furoncles et d'autres éruptions cutanées et fort souvent par une exacerbation de tous les symptômes du mal pour lequel on a fait usage des thermes: il est remarquable que cette crise, surtout après l'usage des bains sulfureux, se prolonge souvent pendant quelques semaines après que le malade a quitté les bains.

Souvent cependant, au lieu de voir venir une réaction sensible, nous voyons une amélioration graduelle jusqu' à un certain point ou jusqu'à la disparition totale du mal, par des crises partielles qui échappent souvent au malade et même au médecin. Dans ce cas, les malades commencent à sentir diminuer toutes leurs souffrances, les fonctions de l'organisme rentrent dans la norme, ils gagnent des forces et deviennent gais et sociables.

L'amélioration qui n'atteint qu'un certain point qu'on ne peut pas dépasser est motivée par une double cause, le plus souvent par l'état pathologique du mal chronique qui n'admet que cette métamorphose comme possible; d'autres fois par le remède dont les forces s'épuisent dans cette action. Quels que soient les changemens critiques, l'élimination de la maladie orageuse ou paisible doit servir de direction pour le nombre et l'augmentation graduelle de la température et de la durée des bains, comme aussi pour la mesure toujours croissante de l'eau thermale usée à l'intérieur.

Cette augmentation graduelle de tous les moyens curatifs thermaux sera sans nul doute lentement progressive pour les individus qui sont faibles, ou qui ne les supportent qu'avec difficulté, rapide au contraire pour tous ceux qui les assimilent facilement, et c'est précisément elle qui constitue la partie essentielle de la cure méthodique.

On divise généralement la cure en petite et en grande, d'après le nombre des bains et de douches ou la quantité d'eau prise par jour ; mais je trouve inutile cette classification à la quelle du reste la nature ne se conforme que rarement et je soutiens que la direction que je viens de donner ne laisse aucun doute sur la manière de procéder dans l'emploi systématique des eaux thermales.

Le nombre des bains par jour est ordinairement de deux ; ce n'est que dans des cas exceptionels et d'après l'indication d'un médecin qu'on peut dépasser ce terme moyen.

Si on fait usage des eaux thermales à l'intérieur, le tems le plus propice est le matin à jeun avant d'entrer au bain, tout en faisant de l'exercice. On commence par de petites doses de 100, 200, 300 drachmes et on les augmente successivement jusqu'à 2-3 ocques dans une matinée. Toujours en augmentant la quantité et même la température, il faut continuer l'usage de l'eau thermale à l'intérieur jusqu'à la réaction universelle qui, en forme de crise solennelle, finit par éliminer complètement la maladie, ou sans réaction apparente jusqu'à la disparition complète, ou à l'amélioration stationaire du mal. Des mesures fixes qu'on ne pourrait pas dépasser n'existent pas non plus ici.

La température et les précautions à observer seront l'objet d'un chapitre particulier en traitant des eaux thermales qui sont salutaires à l'intérieur.

4. SUR LE RÉGIME.

Le régime convenable, rigoureux, complet, fait essentiellement partie du système qui doit assurer le succès des bains, au point qu'avec un régime, l'usage des thermes set presque toujours très efficace, tandis que sans régime la cure la plus raisonnée, la plus suivie, la plus consciencieuse sous tous les autres rapports, peut rester infructueuse.

Le régime se compose :

a. De l'exercice du corps,
b. De l'état du moral,
c. De la nourriture,
d. Du repos et du sommeil.

A. DE L'EXERCICE DU CORPS.

J'entrerai ici dans quelques détails analytiques sur les avantages de l'exercice du corps pour prouver combien cet exercice est indispensable, surtout dans l'usage des bains qui tendent à éliminer les matières morbides de certaines maladies chroniques. Il est d'autant plus nécessaire d'appuyer sur ces détails qu'en Orient les promenades et en général les occupations ou les plaisirs qui demandent de l'action et du mouvement, sont peu compris non seulement par les indigènes, mais même (à leur imitation peut-être) par les européens qui habitent le pays depuis un certain tems. Est-ce le défaut d'énergie ou de promenades, ou de moyens faciles de transport qu'il en faut accuser? non, mais c'est plutôt le charme des lieux, et la douceur caressante de la température. En face d'une nature aussi belle, aussi enivrante on se trouve bien, on n'a pas besoin d'efforts pour avoir du plaisir, et on se laisse naturellement aller aux rêves délicieux d'une contemplation passive. Aussi tout l'exercice que les Orientaux se permettent pendant les belles journées, consiste-t-il à se rendre, soit en voiture soit en bateau, à un endroit ombrageux où l'on jouisse d'une de ces vues magiques si communes à Constantinople. Là ils s'étendent sur des tapis moelleux, se restaurent à une table improvisée, fument, prennent du café, se bercent au bruit monotone d'une musique valaque, s'enivrent d'air pur et de ciel bleu ; puis ils remontent dans leur araba ou leur kaïk, et s'en retournent paisiblement chez eux. Leur journée a été délicieuse, mais ces habitudes sédentaires nuisent à la santé et engendrent une foule de maladies.

Combien au contraire, une vie active et l'exercice régulier au grand air favorisent la régularité de toutes les fonctions: la métamorphose et l'échange des matières de tous les organes s'opère avec rapidité : un parfait équilibre s'établit entre les solides et les fluides, entre les actions et les réactions des organes composés par les masses. L'appetit est augmenté, la digestion se fait vite et complètement, l'absorption est active, l'élaboration des matières absorbées est parfaite, les différentes excrétions et sécrétions s'opèrent avec mesure, et en fluides de bonne qualité. La respiration devient libre et pleine. La circulation du fluide vital plus active et plus égale : car le sang est épuré et vivifié par l'oxigène abondant du grand air, d'un air parfait dans les proportions de sa composition, chargé d'une douce humidité et des gaz bienfaisans exhalés par les végétaux. Le système nerveux ganglieux qui préside à la nutrition, débarassé des poids qui pesaient sur lui, produit maintenant une innervation vive et parfaite.

Par suite de l'harmonie qui en résulte dans l'organisme le corps se fortifie, l'esprit devient plus libre et se ranime ; on se sent disposé aux affaires, à la gaité, à la sociabilité; la santé se conserve, le bien être s'accroit, et la vie se prolonge. Les paysans et les chasseurs en sont une preuve perpétuelle, et les cas les plus extraordinaires de longévité dont parle l'histoire se trouvent tous dans la profession des marins et des soldats.

Parmi les différens modes d'exercice, on doit préférer comme le plus salutaire, la promenade à pied continuée jusqu'à l'agréable fatigue, et répétée deux fois par jour.

Les environs de Brousse offrent tant de charmantes facilités à cet égard, la plaine et les différens versans de l'Olympe ont tant de sites pittoresques, tant d'ombre, tant de jolis sentiers bordés de verdures et de fleurs, que c'est à donner du courage et de la vigueur au plus débile, au plus abattu des malades. Cependant, comme il peut se présenter bien des cas où les courses à pied seraient trop fatigantes, surtout quand le but de promenade est un peu éloigné, on peut les remplacer avantageusement alors par l'exercice passivo-actif à cheval ou à dos d'âne. Pour les personnes très faibles même les promenades en voiture qui ne permettent qu'un exercice passif, sont faciles à Brousse, et peuvent être très salutaires.

B. DE L'ÉTAT DU MORAL.

L'exercice du corps, tout bienfaisant, tout indispensable qu'il est, ne suffirait pas sans la bonne disposition du moral. C'est en vain qu'un malade se fatiguerait à parcourir l'Olympe et ses environs, si les soucis montaient en croupe et galopaient avec lui. Une condition essentielle pour assurer le succès de la cure, c'est une tranquillité d'ame parfaite, un affranchisement complet de tout chagrin, de toute tracasserie domestique, je dirai même de toute occupation sérieuse. Pour un malade qui prend les bains il ne doit y avoir qu'une seule affaire sérieuse, c'est de s'amuser et de se guérir. Les bains, la table, la promenade et le sommeil doivent absorber son tems. J'ai eu l'occasion d'observer combien déjà la direction même du ménage et les petites tracasseries qui en dépendent influent défavorablement sur les dames qui à defaut d'auberges, tout en prenant les bains, doivent vaquer aux affaires domestiques. Quant à l'intelligence et à la pensée il faut les mettre à une diète rigoureuse; ce n'est ni dans le recueillement du cabinet, ni dans les livres sérieux qu'il convient de leur chercher un aliment: non, c'est dans l'aspect calme et rafraichissant d'une belle nature épanouie, c'est dans les souvenirs historiques qui se rattachent à ces contrées, c'est dans la visite des monumens antiques, des vieilles mosquées, des couvents de derviches, des lieux célèbres qu'on rencontre à chaque pas; c'est, si l'on veut, dans les herborisations de ces montagnes dont la flore est si riche, ou dans d'intéressantes excursions minéralogiques ou géologiques. Sous le rapport des accessoires peu de pays offrent plus de ressources que Brousse. On n'y trouve, il est vrai, ni théâtre ni maison de jeu; mais c'est encore là un des plus grands avantages de la localité. Les malades du monde ne sont pas exposés à aller dans une atmosphère viciée et suffocante perdre le soir en quelques heures tout le fruit d'une bonne journée.

C DE LA NOURRITURE.

La troisième partie du régime est une nourriture simple,

légère, facile à digérer, prise en petite quantité, et qui en général, autant qu'il est possible, devrait s'éloigner de celle à laquelle on est accoutumé.

On trouvera peut-être ce conseil étrange quand ordinairement, au contraire, on recommande avec tant de soin de ne pas s'éloigner du régime auquel on est habitué. C'est qu'on ne sait pas toute l'influence que peut avoir le changement complet de nourriture dans le traitement des maladies chroniques. Il n'y a rien qui puisse produire une métamorphose aussi rapide et aussi complète des différentes parties solides et fluides si profondément altérées dans ces maladies.

Le changement de nourriture réveille, pour ainsi dire de leur engourdissement les organes de la digestion, et en facilite l'action. Les heureux résultats d'une bonne digestion doivent par suite rejaillir nécessairement sur l'organisme tout entier. J'ai vu souvent des maladies chroniques qui depuis longtems resistaient aux traitemens guérir par un régime systématique au lait, aux herbes, à l'eau. Il suffit d'au-[illegible] porter plus de simplicité dans la préparation [illegible] mettre toute sorte d'épiceries, pour obtenir [illegible] merveilleux, surtout quand on joint à ce simple [illegible]gement l'usage des bains minéraux.

D. DU SOMMEIL ET DU REPOS.

Le sommeil ne doit pas être trop prolongé mais suffisant d'après l'âge de l'individu et l'habitude. Je ne conseille [illegible] dormir pendant la transpiration qui suit le bain, [illegible] les personnes faibles par constitution ou par suite [illegible] maladie, feront bien de dormir une heure pendant [illegible] journée. Il est très avantageux de se coucher le soir de bonne heure pour gagner du moins 2 heures de sommeil avant minuit. Ces deux heures équivalent à un sommeil de 4 heures après minuit; d'ailleurs, comme en général du moins 7 heures de sommeil sont suffisantes, la matinée reste ainsi libre pour prendre le bain.

Le repos pendant le jour ne doit avoir lieu que pour délasser et faire gagner des forces nécessaires aux malades faibles; car trop de repos est contraire à la fluidisation des humeurs, et à l'élimination des matières maladives.

Parmi les excrétions, les évacuations alvines peuvent avoir besoin de quelques secours. Cependant chez les malades les plus difficiles à cet égard, l'usage même externe des eaux de Brousse donne beaucoup plus d'énergie à l'action du tube intestinal : l'usage intérieur des eaux thermales augmente encore considérablement cette énergie, et alors tout secours étranger devient inutile.

II PARTIE

1. SUR LES SOURCES THERMALES ET LES BAINS EN GÉNÉRAL.

A. LES SOURCES THERMALES.

Le voyageur qui visite Brousse et ses environs est surpris de l'immense quantité des eaux qui se précipitent de tous cotés dans le vallon qui sépare l'Olympe du mont Kataïrli, et des sources thermales qui, au nombre de sept, alimentent près d'une vingtaine de bains publics et privés, petits et grands, de leurs eaux bienfaisantes. A en juger par tout ce que j'ai pu, jusqu'à présent, voir, lire et entendre raconter à ce sujet, aucun pays de notre planète ne possède un aussi grand nombre et une telle variété de sources thermales dans un aussi petit rayon.

Toutes ces sources se trouvent au pied du Kalabak Daghy (mont Kalabak), partie orientale du mont Olympe. Elles sont toutes sur une ligne d'une demi heure de longueur dans la direction de l'Est à l'Ouest, à une élévation de 200 jusqu'à 430 pieds environ au dessus du niveau de la mer.

Parmis ces sources, chose étrange! celles de Tschèkirghé et de Kara Moustafa qui jaillissent l'une à la région la plus haute, l'autre à la région la plus basse de cette élévation, sont, malgré la distance qui les sépare, celles qui offrent entr'elles le plus d'analogie sous le rapport de la température, de la composition chimique et de l'action médicale. Ce sont des thermes alcalins acidules que leurs propriétés physiques et médicales rangent parmi les eaux célèbres et éminemment efficaces de Gastein, et les eaux de Tœplitz, d'Ems et de Vichy; les trois autres sources qui occupent en élévation la région moyenne entre les deux extrêmes dont on vient de parler, contiennent tous de l'hydrogène sulfuré à différentes proportions, possèdent la même température très élevée, et montrent beaucoup d'analogie dans leur efficacité médicale : celles-ci sont des thermes alcalins sulfurés. Les substances fixes et gazeuses qu'elles contiennent, l'élévation de leur température et leur action médicale les mettent au niveau des thermes d'Aix la Chapelle, de Montfacon, de Barèges, de Baden, et de Méhadia. Une chose qu'on ne peut s'empêcher d'admirer ici, c'est que par une combinaison toute particulière, immédiatement auprès des trois sources thermales qui ont une température beaucoup trop élevée pour être aptes à l'usage des bains, jaillissent des sources très abondantes d'eau froide, tandis que rien de semblable n'existe auprès des deux autres dont la chaleur naturelle excède à peine la température d'un bain ordinaire, comme si la providence avait voulu tempérer immédiatement l'ardeur excessive de ses produits et les rendre ainsi convenables pour l'usage des hommes.

Quant à l'efficacité médicale réelle de ces thermes en général, je me premettrai de faire une observation que m'ont suggérée mes études tant sur les bains de Brousse que sur tous ceux qni ont une si haute réputation en Europe.

Si on voulait d'une manière mathématique, calculer l'action médicale des bains d'après les substances contenues dans leurs eaux, on s'exposerait à de graves erreurs, et les conclusions qu'on en déduirait se trouveraient en contradiction flagrante avec les résultats positifs de l'expérience. Je ne cite ici que les fameuses eaux de Gastein à Salzbourg. Chaque année une foule innombrable de malades se pressent à cette piscine de salut, et y trouvent pour la plupart une guérison presque miraculeuse. Et cependant les hommes les plus savans, les plus expérimentés en chimie analytique n'ont jamais pu réussir à y decouvrir des substances qui puissent expliquer leur efficacité prodigieuse, ils ont trouvé au contraire que sauf son calorique remarquable et son gaz inoffensif, cette eau thermale ressemblait parfaitement à l'eau de puits commune. Aussi les maladies guérissables par ces eaux n'ont été connues qu'à posteriori par la seule expérience. Ce contraste frappant entre l'action médicale presque surnaturelle de certains thermes et la pauvreté des matières qu'on découvre en eux nous obligent de présumer que leurs eaux contiennent des substances qui échappent jusqu'à présent à tous nos moyens d'analyse, à tous nos instrumens les plus sensibles.

Assurément, comme nous avons déjà eu l'occasion de le remarquer plus haut, les circonstances favorables dans lesquelles se trouvent placés les malades qui vont aux bains, l'usage systématique des eaux, le régime, le changement d'air et de manière de vivre, l'éloignement des affaires et des soucis domestiques, les promenades, la distraction, la gaité qui en résulte doivent nécessairement contribuer à l'heureuse influence de ces bains, cependant il parait certainement y avoir quelque chose de plus encore, quelque chose qu'on ne peut s'empêcher de reconnaître.

Il semble que le centre de notre globe encore en combustion soit un immense foyer de vie concentrée, et que les eaux qui jaillissent des entrailles de la terre nous apportent avec elles une portion de cette chaleur vitale, de cette force créatrice qui ranime les corps épuisés par les maladies, les travaux, les ennuis et les excès de la vie matérielle et morale, qui fortifie toutes les fonctions languissantes de l'organisme, qui rallume la flamme presque éteinte de l'existence, et qui inspire de l'amour pour la vie aux êtres les plus découragés. C'est cette force qui échappe à notre analyse et à nos instrumens chimiques, c'est elle qui produit ces guérisons miraculeuses dans des cas où l'art médical désespère, et elle nous échappe parcequ'elle est aussi fine et aussi subtile que la cause de la vie même.

B LES BAINS.

Le nombre total de tous les bains grands et petits, publics et privés alimentés par de l'eau dont la chaleur est naturelle ou artificielle monte, dit-on, jusqu'à 3 mille. Ce nombre qui me paraît cependant exagéré s'expliquerait par l'abondance des sources qui se trouvent aux environs de Brousse et par la prédilection des Orientaux pour les bains, dont l'usage est un devoir prescrit par la loi musulmane. Nous ne parlerons ici que des bains de sources thermales.

Ces bains de différentes grandeurs sont au nombre de 18 à 20. Leur architecture est en général celle des bains ordinaires, mais ils s'en distinguent pourtant par la grandeur et la magnificence de leur construction.

On y remarque trois grandes divisions: 1° une grande salle pourvue d'estrades séparées, élévées de 2 pieds au dessus du niveau du pavé, construites en planches, et formant des espèces de lits. C'est sur ces estrades qu'on se déshabille avant d'entrer dans le bain, c'est encore là qu'on se repose et qu'on s'habille en sortant. Cet appartement éclairé par des fenêtres pratiquées très haut dans les murs, se nomme Djamékian, (Vestiarium). Souvent on y trouve au milieu une fontaine dont le jet retombant dans le cercle d'un bassin répand une fraicheur agréable et produit un murmure qui invite au sommeil.

Du Djamékian on entre dans le Sooukloukı, appartement qui sert d'intermédiaire et de transition graduée en sortant de l'appartement chaud ou Hammam, le Bain proprement dit, où se trouvent les fontaines d'eau chaude de distance en distance contre le mur, et souvent des bassins ronds au milieu, ou carrés dans les coins. Ces deux appartemens sont éclairés par une grande quantité de petits trous ronds vitrés pratiqués dans la coupole et qui ne laissent pénétrer qu'une sorte de demi jour mystérieux. Dans deux de ces bains on trouve une quatrième division nommée Boghoulouk (sudatorium): c'est une salle de 4 à 5 toises cubes garnie simplement d'un banc pour la commodité des malades, et précédée d'un petit appartement qui sert de Soouklouk, entre le Hammam et le Bughoulouk.

L'usage de ces bains à l'orientale consiste en ce qui suit. Déshabillé au Djamékian, on entre par le Soouklouk au Hammam. Dans le Soouklouk on voit souvent en passant différentes opérations qui offrent un spectacle véritablement peu agréable: ce sont des applications de sangsues ou de ventouses, des scarifications sur toutes les parties du corps, etc. etc. toutes opérations que, par égard pour le reste des baigneurs, on devrait bien ne faire que derrière des paravents discrets. Entré au Hammam, on s'assied à coté d'une fontaine, les garçons de bains alors s'emparent de vous: ils vous savonnent, vous retournent, vous massent et vous inondent d'une eau toujours renouvellée. Après vous être séché et enveloppé de linges chauds, ils vous conduisent dans le Soouklouk où vous vous reposez quelques instans, puis vous rentrez dans le Vestiarium. Là vous vous étendez sur un petit matelat, on vous offre la pipe et le café, et vous restez ainsi dans un état de molle volupté jusqu'à ce que les pores ouverts par la forte transpiration se soient refermés, et que vous puissiez sans inconvénient vous habiller et vous exposer à l'air extérieur. Parmi tous ces établissemens, il y en a un seul, le bain de Kaïnardja, qui est toujours ouvert aux femmes; les autres ne leur sont livrés qu'à certains jours fixes. Ces jours sont pour les dames de Brousse des jours de fêtes et de plaisirs, car pour les dames de l'Orient en général ces réunions dans les bains tiennent lieu de nos bals et de nos assemblées, c'est là qu'elles peuvent entourées de leurs enfans et de leurs femmes, étaler leurs bijoux et leurs toilettes à des yeux étrangers.

Par cette circonstance les dames sont dans l'impossibilité de suivre une cure systématique d'une certaine source thermale dans le bain même. Elles doivent faire transporter l'eau thermale dans leurs habitations, ce qui est très couteux et ne réunit jamais les avantages des bains pris sur les lieux mêmes.

Une observation que je ne dois pas négliger de faire ici, c'est l'étonnante modération du prix auqnel l'admininistration locale a soin de maintenir l'usage de ces bains. Les pauvres ne payent guères que trois à quatre paras, environ un demi kreutzer, ou 2 à 3 centimes de France, y compris le linge; l'étranger même quoique moins favorisé en est quitte puor 30 à 40 paras.

En Turquie l'égoïsme et le calcul ne sont pas encore venus spéculer sur l'adorable richesse de la nature ni sur les nécessités et les souffrances de l'homme: personne ne monopolise et n'exploite les bienfaits de la providence. Ils sont à tous. Tout, le monde en peut jouir, à vil prix, souvent même gratuitement, comme du soleil. Sous ce rapport, j'avoue que par fois en y réfléchissant, je me suis pris à regretter que notre Europe civilisée ne ressemblât pas un peu plus à l'Orient.

II. LES BAINS DE LA SOURCE DE TSCHÈKIRGHÉ.

Les bains de Boïgusel, Vani, Tschèkirghé et Yeni Han qu'alimente la source de Tschèkirghé, consistent en un petit Djamékian et en un bain dans lequel se trouve ou un bassin rond au milieu, ou un bassin carré construit près du mur.

Le Vani ainsi nommé d'après un célèbre prédicateur du tems du Sultan Mohammed IV, a acquis une grande célébrité par les traditions merveilleuses qui s'y rattachent par les histoires extraordinaires que le peuple raconte au sujet des guérisons miraculeuses que ces eaux ont opérées.

Les petits bains qui se trouvent dans les maisons de Tschèkirghé, tous alimentés par l'eau de la même source, possèdent des Djamékians de différente grandeur et des bains pourvus de petits bassins carrés. Ils offrent de grands avantages aux malades et surtout aux dames qui sans la moindre gêne peuvent en faire usage à toute heure et avec toute l'exactitude réquise.

LE BAIN D'ESKI-KAPLIDJA.

Le bain d'Eski-Kaplidja (ancien bain chaud) aussi alimenté par la source de Tschékirghé est situé sur la pente qui, du village du même nom descend à Brousse. Il est près de la mosquée, à gauche du chemin, et il occupe tant par sa grandeur que par l'élégance de son architecture, le second rang parmi les bains de Brousse.

Il possède un immense Djamékian auquel aboutissent plusieurs petits appartemens de nouvelle et mauvaise construction en bois, mais qui du moins ont une vue magnifique sur la plaine de Brousse; son Soouklouk très spacieux conduit à deux autres appartemens: en face se trouve l'entrée du grand Hammam; au milieu de ce Hammam est un superbe bassin rond ou piscine en marbre blanc de 50 à 60 pièds de circonférence dans lequel on descend par trois gradins; outre les petites fontaines qui ornent les coins de cette salle, il y en a une grande construite vis-à-vis de l'entrée; à droite se trouve un autre appartement presque semblable aussi garni d'un bassin, mais plus petit. Ce Hammam et le Soouklouk qui le précède sont surmontés de coupoles dont chacune est soutenue par 16 colonnes en marbre blanc. Cette étuve principale, le Hammam, est un bâtiment de construction grecque antérieure à la conquête des musulmans. Les autres parties de l'édifice sont d'un style différent et sont dues à Sultan Murad I, qui les fit construire au milieu du 14me siècle sur un grande échelle et avec une solidité parfaite. Une inscription placée au dessus de l'entrée principale du Djamékian indique cette circonstance et l'époque de sa reconstruction. Les murs du Hammam et du Soouklouk sont revêtus de stalactites formées par l'évaporation de l'eau thermale et la condensation des vapeurs. On trouve de semblables incrustations sur toutes les parois intérieures des canaux qui conduisent l'eau thermale de la source au bain, et du bain dans la plaine.

LA SOURCE DE TSCHÈKIRGHÉ.

La source dont tous ces bains reçoivent leurs eaux se trouve à l'ouest du village de Tschèkirghé, au pied de la dernière élévation du Kalabak daghy, (mont Kalabak). Elle jaillit dans une sorte de petit bassin disposé en forme de puits et entouré de murs à une profondeur d'environ 6 pieds. De là, ses eaux prodigieusement abondantes s'écoulent par un large tuyau en terre jusqu'au Taxim. C'est un endroit situé dans la rue du village, à 30 pas de la source, et où aboutissent tous les différens conduits par lesquels elle doit porter sa bienfaisante richesse aux bains de Tschèkirghé, de Boïgusel, de Vani, de Yeni-Han, à tous ceux des maisons de Tschèkirghé, au magnifique bain d'Eski-Kaplidja et même à la remarquable fontaine située devant la mosquée. *

Cette source est une de celles qui contiennent le moins de gaz : heureusement une pierre qui recouvre l'ouverture du puits, la ferme presque entièrement, et empêche ainsi en grande partie l'évaporation du gaz.

PROPRIÉTÉS PHYSIQUES.

L'eau thermale de Tschèkirghé possède à la source une température de 36° R. ou 102° F. et entre dans les différens bains avec une température qui varie suivant le vo-

* La construction de cette fontaine est singulièrement ingénieuse ; de toutes parts à l'entour coule l'eau thermale, tandis que du milieu jaillit un flot d'eau froide qui se perd par des tuyaux cachés à l'intérieur.

lume des filets qui y sont respectivement destinés, le chemin qu'ils ont à parcourir et la température de l'atmosphère environnante, de manière que les grands bains du village qui sont tous dans le voisinage de la source reçoivent l'eau à $34^{1}|_{2}{}^{0}$ à 35^{0} R. les petits bains à 33^{0} à $33^{1}|_{2}{}^{0}$ R. et le bain d'Eski-Kaplidja qui possède le courant le plus fort mais qui se trouve le plus éloigné à $34\frac{50}{10}$ jusqu'à $35\frac{20}{10}$ R.

L'eau de cette source est incolore et limpide, sans odeur et sans saveur: cependant en sortant de la terre, elle est légérement piquante et agréable à boire; lorsqu'elle reste quelque tems en repos elle forme à sa surface une pellicule iridisante.

La densité de cette eau refroidie à la température de 12^{0} R. est de 1,0123. (1)

PROPRIÉTÉS CHIMIQUES.

10,000 grammes d'au contiennent :

Sulfate de Soude	0,020
» D'Alumine	0,206
» de Chaux	0,001
» de Magnèsie	1,022
Bicarbonate de Chaux	12,890
» de Soude	0,521
Chlorure de Sodium	0,016
Acide Carbonique libre	0,821

Une trace d'oxide de fer. (2)

(1) Toutes ces densités sont prises à la température de 12. R. rélativement à l'eau distillée de la même température.

(2) L'analyse répétée à l'hôtel des monnaies ne l'a pas trouvé

PROPRIÉTÉS MÉDICALES.

Les substances contenues dans ces eaux ainsi que leur température et leur action médicale rappellent les eaux minérales de Tœplitz en Bohème. Leur efficacité est sourtout remarquable sur les maladies de la peau, des articulations et des organes de l'abdomen et du bassin, principalement sur les affections de l'utérus et des parties attenantes, ainsi que sur les maladies nerveuses provenant de troubles dans les fonctions des organes mentionnés et du système nerveux ganglieux. J'ai eu l'occasion de voir disparaître plus d'une irritation chronique du foie, de la rate, des glandes lypmhatiques, et le trouble de leurs fonctions ainsi que le relachement de la fibre des vaisseaux sanguins, bilieux et lymphatiques, la circulation trop lente des liquides contenus dans ces vaisseaux, et devenus stagnans par une excessive densité. J'ai vu revenir de Brousse gai et bien portant plus d'un individu qui y était allé tourmenté par l'hypochondrie et l'hystérie surtout matérielles; j'ai vu diminuer et disparaître des douleurs et des spasmes de la vessie, la strangurie spasmodique et hémorhoïdale, différens états pathologiques des organes sexuels dont les fonctions normales se rétablissaient; j'ai vu et connu mainte femme souffrant à l'époque de la menstruation des douleurs atroces, des spasmes, des convulsions, une espèce d'épilepsie, avec une menstruation peu copieuse et de mauvaise qualité, qui sont revenues des bains bien réglées, et parfaitement portantes. Une dame entre autres que ces souffrances avaient jusqu'alors rendue stérile, conçut heureusement peu de tems après son retour des bains.

J'ai observé que des tumeurs de différentes natures à la matrice et dans les ovaires s'arrêtaient dans leur accroissement, et que l'influence funeste qui en résultait sur l'économie en général et sur le système nerveux en particulier ne tardaient pas à disparaître. Des fleurs blanches et des hémorrhagies par suite de l'irritation chronique ou le relachement de la membrane muqueuse de l'utérus, ainsi que la faiblesse musculaire concomitante cedèrent à l'usage de ces eaux; j'ai vu guérir la sensibilité extrême du ventre pour les refroidissemens, les coliques, les diarrhées chroniques ainsi que les douleurs lombaires et sacrales à cause de l'irritation ou de l'obstruction ou du relachement des organes intérressés; des organes sexuels virils épuisés par les maladies ou par les excès ont été par l'usage de ces bains rétablis dans leur état normal et dans leurs facultés génératrices. Souvent encore ces eaux ont rendu l'énergie à l'appareil de la digestion, réglé l'absorption et les différentes excrétions et sécrétions, augmenté les forces musculaires, raffermi les racines des cheveux dont la chute était presque instantanément arrêtée et dont l'accroissement commençait à se développer avec une vigueur remarquable.

Ces thermes donc sont indiqués:

1°. Dans l'irritation chronique vasculaire et lobulaire des organes abdominaux: du foie, de la veine porte, de la rate, du pancréas, des glandes mésaraïques, de la membrane muqueuse de tout le tube intestinal, comme causes des différentes anomalies qui en résultent; de la dispepsie, de l'apepsie, des nausées, du vomissement; de l'inertie de la circulation veineuse et lymphatique, de l'absorption et l'élaboration de la lymphe et du suc laiteux languissantes.

et défectueuses; de la nutrition souffrante, de l'amaigrissement, de la diarrhée chronique, et des anomalies hémorrhoïdales qui tourmentent si souvent les hommes de cabinet, et en général toutes les personnes qui mènent une vie sédentaire.

2°. Dans l'état d'irritation chronique de l'utérus, des tubes de Falope, des ovaires, de la prostate, de la vessie, et de l'urèthre manifesté, dans les organes sexuels de la femme, par les anomalies de la menstruation avec toute la cohorte des souffrances idiopathiques et sympathiques, savoir: des douleurs aux reins, aux aines, dans le fond du bassin; des maux de tête sympathiques sous différens symptômes; des troubles sympathiques dans le système circulatoire, comme: des palpitations du cœur et des carotides, des angoisses à la poitrine; des blennorrhées, la chlorose, la stérilité; dans la vessie, la prostate et l'urèthre s'énonçant par des tumeurs, des douleurs dans ces organes, des troubles dans l'excrétion de l'urine, manifestés par l'ischurie, la strangurie, la dysurie, l'incontinence d'urine, les blennorrhées chroniques; etc. etc.

3°. Dans la première période de la formation des excroissances fongueuses, squirreuses, stéatomateuses dans les organes sexuels mâles et femelles, ou autour d'eux; de l'endurcissement des ovaires et de la prostate; dans l'épanchement lymphatique de différentes densités et de différentes quantités dans le tissu et les enveloppes de la matrice, des ovaires, des tubes de Falope, dans les plis du péritoine et autour de ces organes dans le bas-ventre, par suite de la métrite, phlébite, oophorite, péritonite puerpérales, ou par suite des inflammations chroniques ordinaires des mêmes organes.

Tous ces états pathologiques donnent naissance à des tumeurs de différente grandeur, forme, volume et consistance, produisent des douleurs de différente qualité, et dans les organes sexuels, des troubles idiopathiques et sympathiques presques innombrables.

4°. Dans la stérilité occasionnée soit par les maladies que je viens d'énumérer, soit par la direction maladive de l'utérus, anomalie que produisent souvent le relachement des ligamens, certains épanchemens ou des tumeurs existant dans les régions voisines.

5°. Dans l'œdème des extremités inférieures souvent périodique par suite de la phlébite et angioleucite puerpérales (phlegmasie blanche dolente); dans les maux de tête, la faiblesse d'yeux, ou leur sensibilité et irritabilité morbides sympathiques qui en sont la conséquence.

6°. Dans l'angioleucite chronique, (l'irritation chronique des vaisseaux lymphatiques, le commencement de l'éléphantiasis des Arabes), et l'engorgement irritatif du tissu cellulaire, soucutané, les dartres légères et superficielles du derme; dans les ulcères dartreux légers et cacochymiques.

7°. Dans la chute des cheveux soit lors de la convalescence des maladies graves, soit par suite de dartres légers ou d'une irritation chronique des bulbes des cheveux.

8°. Dans les spasmes chroniques du larynx (la toux sèche) et la laryngite et bronchite chroniques.

9°. Dans différentes maladies des yeux, des oreilles et du nez: la conjonctivite et blépharite chroniques scrophuleuses, rheumatiques, l'engorgement des glandes de Meibomius et leur sécrétion trop abondante; les tâches légères de la cornée, la faiblesse de vue produite par les états pathologiques mentionnés, l'otite chronique de nature rheumatique, scrofuleuse, dans la blennorrhée, et la suppuration de l'oreille externe, la surdité incomplète par suite du relachement du tympan, l'engorgement de la membrane muqueuse de l'oreille interne; la rhinite et blennorhée chroniques, l'anosmie complète ou incomplète causée par l'engorgement de la membrane muqueuse du nez; les ulcères scrofuleux légers de cette membrane.

MODE D'ADMINISTRATION.

Cette eau n'admet, selon moi, que l'administration externe en forme de douches ou de bains. La température moyenne doit être de 28° R. Or, comme la chaleur naturelle est de 34° R. il faut savoir la tempérer d'une manière exacte, et c'est une opération à laquelle on n'attache pas assez d'importance. On laisse ordinairement refroidir l'eau dans la baignoire ou le bassin; c'est un tort: car ainsi les gaz volatils qui y sont contenus s'évaporent et l'eau perd une partie de ses qualités. Quand on veut en éprouver toute l'efficacité, il faut avoir soin d'en faire refroidir une certaine quantité dans un tonneau hermétiquement fermé. Cette eau ainsi refroidie sert à tempérer immédiatement la chaleur naturelle de l'eau thermale, qu'on ne doit introduire dans le bassin ou la baignoire qu'au moment même où on veut prendre le bain. De cette manière on y conserve tous les principes fixes et volatils et on est assuré d'obtenir les résultats les plus satisfaisans.

Souvent il arrive que des eaux étrangères telles que celles de Kukurtlu ou d'autres sont prescrites à des dames qui trouveraient une grande difficulté à les employer régulièrement sur les lieux où elles ne peuvent disposer de bains publics qu'un seul jour par semaine. Heureusement les maisons de Tschèkirghé offrent de grandes facilités pour parer à cet inconvénient. Toutes en effet possèdent de petits bains garnis de bassins en marbre et alimentés par l'eau thermale. Rien de plus aisé par conséquent que de faire transporter dans ces bains les eaux indiquées renfermées dans un tonneau clos hermétiquement. De cette façon on réunit l'efficacité de leurs propriétés exactement conservées, à la chaleur naturelle et aux gaz particuliers dont se trouve imprégnée l'atmosphère des bains de Tschèkirghé.

La baignoire sera plus avantageusement placée dans le bain que dans toute autre appartement de la maison, d'abord pour la commodité des baigneurs et pour la douce température qui ne les expose pas à prendre froid; mais principalement à cause de cette chaleur naturelle et vivifiante, à cause des gaz bienfaisans qu'exhale l'eau thermale et qui tout en affectant agréablement la peau et surtout le larynx, la trachée artère et les poumons sont en partie absorbés par ces organes et assimilés en eux. En cas que des maladies des yeux ou des oreilles exigent l'usage des bains, on plonge la tête, les yeux ouverts, aussi souvent que cela est supporté, dans l'eau du bain.

Pour les douches, ils n'existe actuellement pas de préparatifs dans les bains. On peut facilement y rémédier en apportant une machine en forme d'arrosoir qu'on suspend dans les bains mêmes. On remplit la machine de l'eau thermale à une température égale à celle indiquée pour les bains, et on la répand de différentes hauteurs, sur la tête et sur le corps. Cette opération ne doit d'abord durer que 4 à 5 minutes, mais on la prolonge ensuite graduellement jusqu'à 10, 15 minutes en remplissant continuellement le vase de la même eau. Le dégré de réaction sur la peau qu'on désire obtenir, détermine en cas d'absence de toute contrindication la durée de cette opération.

Je n'ai pas essayé de faire usage de l'eau de Tschèkirghé à l'intérieur, parceque celle de Yéni-Kaplidja et du Kukurtlu m'a paru devoir être employée plus convenablement de cette manière. L'emploi de cette eau à l'intérieur, reuni à l'administration externe de celle de Tschèkirghé, complète un traitement qui satisfait parfaitement à toutes les indications particulières possibles.

III. LE BAIN DE KARA-MOUSTAFA.

Ce bain, qui doit son nom au Grand Vizir Kara-Moustafa qui l'a fait construire, est situé tout à fait au pied de la montagne et par conséquent au niveau de la plaine de Brousse. Il est petit mais assez joli, et il possède dans le pays une réputation de haute efficacité: aussi est-il un des plus fréquentés.

Il consiste en un Djamékian en bois, avec une fontaine au centre, en un petit Soouklouk et en un joli petit Hammam garni d'un bassin carré. Autour du Djamékian sont disposés plusieurs petits appartemens destinés aux malades qui prennent les bains. Les facilités qu'offre aux baigneurs la disposition de ces appartemens, ont sans doute primitivement engagé les malades à se rendre de préférence à ce bain: l'emploi des eaux y pouvait être d'ailleurs plus régulier, par conséquent plus efficace, et ce sont probablement là les raisons principales qui ont fondé sa réputation, d'ailleurs parfaitement méritée.

La source thermale de Kara-Moustafa se trouve immédiatement au dessous du bain de Yéni-Kaplidja; de là ses eaux se rendent par un conduit souterrain jusqu'au bain qu'elles alimentent, et dans lequel elles entrent du coté du sud, presque sans aucune communication avec l'air extérieur, et sans aucun mélange avec des eaux froides et étrangères, ce qui contribue à leur conserver tous les principes volatils qu'elles contiennent, et toute l'intégrité de leur composition primitive, par conséquent toute leur efficacité.

PROPRIÉTÉS PHYSIQUES.

Cette eau thermale est limpide, incolore, elle n'a ni odeur ni saveur et cependant son gout n'est pas fade, surtout lorsqu'on la prend chaude de la source.

Sa chaleur est de 36° R. sous une température atmosphérique de 18° R. Sa densité est 1,0049.

PROPRIÉTÉS CHIMIQUES.

Dans 10,000 grammes d'eau on trouve:

Chlorure de Sodium.	0,166.
Bicabornate de Chaux.	2,621.
Sulfate de Chaux.	1,883.
» de Magnésie	0,481.
Acide Carbonique libre.	0,132.

En outre des traces de lythion et de silicium.

PROPRIÉTÉS MÉDICALES.

Si nous examinons attentivement les eaux de Kara-Moustafa par rapport à leur composition chimique et aux substances qu'elles contiennent, nous sommes obligés d'avouer qu'elles ne diffèrent pas beaucoup de l'eau de source simple, l'odorat, le gout, la vue et l'aréometre n'y découvrent rien de particulier; et pourtant nous admirons leur haute efficacité médicale dans une foule de maladies, de sorte que c'est ici surtout le cas d'appliquer les observations que nous avons faites dans l'avantpropos sur les vertus exceptionelles et mystérieuses des eaux thermales en général.

Celles-ci du reste, à part le peu de gaz acide carbonique libre qu'on y trouve, rapellent beaucoup par leur composition chimique, par leurs qualités physiques et leur efficacité médicale les fameux thermes de Gastein; il est remarquable que toutes les maladies pour lesquelles les habitans de Brousse vantent surtout l'efficacité des eaux de Kara-Moustafa, sont précisément les maladies qui trouvent à Gastein une guérison presque infaillible.

C'est là un fait qui vient à l'appui des observations que j'ai été à même de faire.

Ces eaux sont indiquées:

1°. Dans le rhumatisme chronique, soit dans les parties externes, soit dans les organes internes, surtout dans les rhumatismes de la tête et de la face, comme: maux de tête, migraine, tic douloureux, etc; des articulations, comme: l'ischiatique, gonalgie, etc; du thorax, comme: rhumatisme des muscles intercostaux et pectoraux, plévrite chroniques; du péritoine, comme: coliques rhumatiques, souvent presque périodiques.

2° Dans la goutte très ancienne normale et anomale, surtout lorsque les forces digestives et nutritives sont presque anéanties, ou lorsque le mal, les excès ou les passions ont tellement épuisé la vigueur du corps que la réaction nécessaire pour la guérison est devenue extrêmement difficile.

3°. Dans les produits morbides du rhumatisme et de la goutte aiguë et chronique, les engorgemens des ligamens fibreux et séreux des articulations, les tumeurs blanches, la rigidité des articulations, la parèse et même la légère paralysie des extrémités.

4°. Dans l'altération du tissu et de la fonction des organes abdominaux de la végétation, dans la chylopoèse languissante, la digestion et nutrition défectueuses, les excrétions ou les sécrétions tardives et anomales; dans l'hypochondrie matérielle et nerveuse.

5°. Dans la faiblesse des organes sexuels et urinaires; l'impuissance par abus; dans les maladies de la vessie urinaire, l'incontinence complète et incomplète, ainsi que la rétention grave ou légère produite par le spasme ou la parèse du sphincter ou du muscle bulbocaverneux dans l'épaississement de la membrane muqueuse, la blennorhée chronique de la vessie et de l'urèthre.

6°. Dans les maladies des organes sexuels des femmes: dans la métrite et oophorite chroniques et leurs suites, les règles impuissantes et douloureuses; dans l'hystérie.

7°. Des hommes auxquels les travaux d'esprit, les soucis, les chagrins, des maladies aiguës et chroniques ou la volupté ont fait rencontrer une vieillesse prématurée, ont souvent retrouvé dans ce bain la santé qu'ils croyaient perdue sans retour.

MODE D'ADMINISTRATION.

L'eau thermale de cette source est au nombre de celles dont l'usage externe est le plus efficace, du moins à en juger par l'analogie qu'elle présente avec certaines eaux d'Europe ; son administration à l'intérieur ne parait pas indiquée.

Quant à l'applicatiou externe en forme de bains et de

douches, elle n'exige ici rien de particulier et on peut se conformer entièrement aux règles données plus haut à propos de la source de Tschèkirghé. Il faut espérer qu'avec le tems ces bains et tous ceux dont les eaux ont une température naturelle trop élevée seront pourvus:

1°. D'un réservoir hermétiquement fermé pour faire refroidir l'eau thermale qui servirait à tempérer la chaleur naturelle et excessive de celle qui sort directement de la source.

2°. De petits cabinets particuliers en chacun desquels se trouveraient outre les meubles les plus nécessaires pour le repos et pour la toilette, une baignoire et deux robinets qui verseraient l'eau thermale l'un avec sa chaleur naturelle, l'autre refroidie dans le réservoir disposé ad hoc.

En attendant, on peut se contenter du procédé que j'ai indiqué plus haut et qui, bien que moins commode, procure les mêmes résultats. Si on tenait à ne pas se confondre avec les autres baigneurs, on pourrait faire placer la baignoire soit dans le Soouklouk, soit dans une des chambres qu'on trouve à louer dans ce bain.

IV. LES BAINS SULFUREUX.

1. LE GRAND BAIN SULFUREUX· (BUYUK KUKURTLU).

Le grand Kukurtlu est très ancien, assez grand, d'une solidité parfaite mais sans goût. La construction manque d'ensemble: on voit que ce n'est pas une idée seule qui y a présidé: que ce sont différens architectes qui à différentes époques en ont assemblé les différentes parties. Son Djamékian est vaste et orné au milieu d'une fontaine d'eau froide, mais malheureusement le mauvais état de ses fenêtres y établit souvent un courant d'air qui peut devenir funeste aux baigneurs qui s'y reposent en sortant du Hammam.

Le Soouklouk est spacieux, la chaleur de l'air est en général de 20° jusqu' à 25° R; c'est là que les malades qui font usage des bains sulfureux placent leurs baignoires.

Le Hamman, dont la température varie de 26° à 30° R, est petit et sans luxe, un bassin carré étroit et misérable en occupe un coin, et cinq à six fontaines sont pratiquées de distance en distance le long des murailles; au dessous de chaque robinet se trouve une sorte de cuvette pour les ablutions.

Du Hammam on entre dans un réduit vouté, éclairé par deux petites fenêtres, par lesquelles on peut faire pénétrer l'air extérieur: de là on passe au Boghoulouk (bain à vapeur, sudatorium). Dans cet endroit rempli de vapeurs d'eau sulfureuse condensées, la chaleur moyenne est de 30 à 35° R; mais elle monte quelquefois jusqu'à 38°. R. Aussi suffit-il de rester deux ou trois minutes dans cette véritable étuve pour être baigné de sueur.

2°. LE PETIT BAIN SULFUREUX (KUTSCHUK KUKURTLU).

Ce bain était l'année passée dans un mauvais état, mais depuis lors il est passé entre les mains d'un nouveau propriétaire qui l'a réparé et qui y a fait faire de nouvelles constructions pour la commodité des malades. Il possède, de même que le grand Kukurtlu un Sudatorium avec une antichambre, et son Hammam est assez joli. Il faut espérer que le propriétaire actuel achèvera d'accomplir les améliorations qu'il a si heureusement commencées, et que, grâce à lui, ce bain deviendra tout ce qu'il mérite d'être.

LA SOURCE DES KUKURTLUS

La source minérale qui alimente les deux Kukurtlus se trouve placée entre ces bains. Elle est entourée d'un mur, mais complètement à découvert. Elle sort avec force d'un terrain tertiaire calcaire, en jet de la grosseur du bras. J'ai calculé qu'en une minute elle donnait environ 50 ocques d'eau (83 kilog.) C'est une immense richesse. Elle répand une odeur très reconnaissable d'hydrogène sulfuré. Elle se divise en deux parties inégales dont l'une de deux tiers à peu près coule dans le grand Kukurtlu, l'autre d'un tiers dans le petit bain du même nom. (*)

Tout à fait à coté de la source thermale se trouve une source d'eau simple froide qui par un conduit entre dans le bain et sert à tempérer la chaleur de la source thermale au point qu'on le désire.

L'eau sulfureuse, entrée dans le bain parcourt, dans un conduit ouvert pratiqué dans la muraille, le Boghoulouk où elle répand une portion de sa chaleur et du gaz hydrogène sulfureux qu'elle contient, puis elle se mêle avec l'eau de la source froide et va dans le Hammam remplir un mauvais bassin et alimenter les 4 à 5 fontaines qui sont pratiquées le long des murs. Tous les conduits que l'eau thermale parcourt depuis sa source se revêtent d'une concrétion calcaire.

(*) Les Grecs ont une vénération particulière pour cette source et c'est un lieu de pélérinage pour tous les chrétiens de cette contrée, ils s'y réunissent en grand nombre deux fois par an, en commémoration du martyre de saint Patrice; la tradition dit que le Proconsul de Brousse fit jeter le saint dans le reservoir qui recevait l'eau bouillante de cette source, pour le punir de n'avoir pas voulu sacrifier à ses dieux.

PROPRIÉTÉS PHYSIQUES.

En sortant du sol, l'eau thermale de cette source est limpide et claire, mais elle devient un peu trouble en se refroidissant; sa couleur est légèrement jaunâtre: elle répand une odeur hépatique très prononcée, et elle a une saveur sulfureuse mais piquante, surtout si on la prend à l'instant où on la puise de la source ou du Boghoulouk melée avec de l'eau thermale froide à 35 jusqu'à 40° R. Sa densité est 1,0111, sa chaleur à la température de l'atmosphère de 16° R. est de 65 à 65½° R.

PROPRIÉTÉS CHIMIQUES.

Dans 10,000 grammes d'eau on trouve:

Chlorure de sodium	0,453.
Bicarbonate de Chaux	1,880.
Sulfate de Chaux	2,375.
Sulfate de Magnésie	2,350.
Hydrogène sulfuré	3,321.
Acide carbonique	1,520.

PROPRIÉTÉS MÉDICALES.

Ces bains partagent la haute efficacité de tous les thermes sulfureux. Leur renommée parmi les habitans de Brousse, de ses environs, et même des provinces les plus éloignées de l'Empire, la foule des malades qui s'y trouvent pendant toute la belle saison, et les guérisons remarquables qui s'y opèrent, justifient parfaitement tout ce que promettent l'analyse chimique des eaux des Kukurtlus, et leur analogie avec certaines eaux célèbres d'Europe.

Leur vertu médicale découle presque exclusivement de leurs propriétés chimiques. Contenant de l'hydrogène sulfureux par excellence, de l'acide carbonique et des sels, elle réunit aux merveilleuses propriétés des eaux alcalines acidules d'une haute température naturelle, celles non moins remarquables du soufre sous la forme la plus efficace, c-a-d. marié à l'hydrogène, combinaison qui en permet également l'usage externe et interne. Pour mieux comprendre les effets particuliers de ces eaux dans les diverses maladies qu'elles peuvent guérir, examinons d'abord l'action du soufre sur l'économie animale.

Le Soufre est un des médicamens qui en entrant dans la masse du corps par l'assimilation agit éminemment sur la métamorphose des organes membraneux, sans trop attaquer leur cohésion, aussi son efficacité est-elle prodigieuse dans une foule d'états pathologiques de ces organes.

Pris à petites doses à l'intérieur ou appliqué sur la peau sous quelque forme que ce soit, il agit lentement, et peu à peu sur la sécrétion de la membrane muqueuse du tube intestinal, la rend plus liquide et plus abondante en modifie et en corrige la qualité, liquéfie les gardes robes, les rend plus abondantes et plus fréquentes et change d'une manière lente mais sensible le tissu de toute la surface interne de ces organes.

De semblables phénomènes s'opèrent aussi sur la membrane muqueuse des voies respiratoires. La sécrétion muqueuse et gazeuse altérée dans sa qualité, ainsi que la métamorphose sont éminemment énergiques, les obstructions dans les glandes disparaissent et l'épaississement de la membrane muqueuse diminue, d'où la fonction tellement importante de la végétation, l'oxigénation du sang, retire un avantage incalculable direct qui est singulièrement accru par celui qui est indirect par l'augmentation des sécrétions chargées de carbone, d'hydrogène et d'azote.

La membrane muqueuse des organes uropoètiques éprouve aussi cette influence métamorphosante mais moins forte et plus lente, surtout par l'usage externe.

Comme la surface interne du corps, la surface externe, la peau, est l'atelier d'une métamorphose des plus actives pendant l'usage du soufre. L'odeur sulfureuse que répand la transpiration considérablement augmentée en est une preuve convaincante. Aussi voyons-nous tous les tissus de cet organe protecteur s'altérer sensiblement, les sécrétions s'augmenter, changer de qualité, et les maladies les plus rebelles disparaître radicalement de sa surface.

Éminente est son action sur les vaisseaux veineux, la veine porte, les veines hémorrhoïdales et celles de l'utérus. Il produit dans tous ces vaisseaux une contraction plus rapide de leurs membranes, diminue leur volume, rend la circulation plus rapide, dissipe les stagnations: par tous ces effets et encore par la métamorphose qu'il opère dans la membrane muqueuse des poumons, il diminue d'une manière sensible la vénosité du sang.

Les membranes séreuses participent singulièrement à la métamorphose générale, surtout à cause de l'activité extraordinaire qui s'établit dans le système veineux et lymphatique; les irritations chroniques, les stagnations, les épaississemens, les sécrétions gazeuses et liquides trop chargées de sels disparaissent par l'action directe sur ces organes mais surtout par l'antagonisme de la sécrétion augmentée sur la peau et sur la membrane muqueuse.

Le névrilème, les membranes fibreuses, les ligamens et les aponévroses ne résistent pas d'avantage à l'action de ce corps médicamenteux; leur métamorphose, quoique lente en elle même, devient plus rapide, les plegmasies chroniques et les engorgemens les plus invétérés disparaissent, le mouvement volontaire et involontaire d'un coté et la sensation de l'autre en éprouvent les effets bienfaisans.

Cette action médicale du soufre, appliqué sous quelque forme que ce soit, devient singulièrement plus énergique, quoiqu'un peu plus lente, quand il se trouve combiné avec l'hydrogène uni aux différens sels et à une température aussi haute que nous la présentent nos thermes de Brousse.

Employés indistinctement à l'extérieur sous forme de bains ordinaires, de bains à vapeur ou de douches, ou à l'intérieur ou des deux manières à la fois, ces thermes sont indiqués :

1°. Dans l'irritation chronique de la membrane muqueuse du tube intestinal, par suite de la répercussion des efflorescences cutanées aiguës et chroniques, de l'abus des remèdes mercuriels, purgatifs et drastiques, des boissons alcooliques et d'une nourriture trop épicée, trop échauffante ; dans l'engorgement veineux et glanduleux de ces organes.

2°. Dans la laryngite et bronchite chroniques catarrheuses (catarrhe, toux chroniques) ; dans celle qui est causée par des vapeurs métalliques ou des maladies cutanées chroniques rentrées, ainsi que les blennorhées de la même origine ou catarrheuses.

3° Dans la cystite et uréthrite chroniques (blennorrhée secondaire) de nature blennorrhagique, catarrheuse, dartreuse dans la plhegmasie chronique ou l'engorgement de la prostate et des glandes de Cowper.

4° dans les maladies de la peau chroniques, la gale, les dartres, les efflorescences cutanées scrofuleuses, ainsi que dans les ulcérations superficielles et profondes de nature dartreuse et scrofuleuse.

5° dans toutes les formes de la goutte normale et anomale manifestée dans les articulations, les aponévroses, les viscères ou les organes des sens; dans les suites de cette maladie, les concrémens, tumeurs, rigidités et enchyloses de membres arthritiques; dans les différentes formes des affections hémorrhoïdales parentes et précurseurs de la précèdente.

6°. Dans le rhumatisme vague et dans celui qui est fixe sur différentes parties: la rhumatalgie, le tic douloureux rhumatique, la conjonctivite et l'ophthalmite rhumatiques, la paralysie incomplète et complète des paupières, de l'iris et de la rétine causées par le rhumatisme de l'appareil nerveux moteur et sensitif de l'œil, pourvû qu'elle ne soit pas trop ancienne.

7°. Dans les différentes maladies des viscères et des organes des sens produites par la disparition subite ou lente des maladies de la peau aiguës (scarlatine, petite vérole, etc) ou chroniques (dartre, gale). Ce sont pour la plupart des phlegmasies chroniques, des obstructions, des tumeurs, des parèses et paralyses, des douleurs des organes mentionnés.

8° Dans la maladie scrofuleuse générale des différens tissus: dans celui de la peau; dartres scrofuleuses; dans le tissu cellulaire et glanduleux: ulcérations, obstructions, tumeurs scrofuleuses; dans le tissu osseux: rachite, mal de Pott etc.

9° Dans les intoxications métalliques lentes ou dans les suites des intoxications aiguës par l'arsenic, le cuivre, l'antimoine, mais surtout par le mercure, dans les différens tissus et sous des formes très variées; sur la membrane muqueuse en forme d'aphtes, et d'ulcérations superficielles; sur la peau et le tissu celullaire, comme ulcères mercuriels; dans le tissu osseux, cartilagineux et fibreux sous forme de douleurs ostéoscopes, de tumeurs gommeuses, exostoses, et même dans la carie; dans le système nerveux génital, comme impuissance mercurielle.

Tous ces graves désordres produits tant par l'abus que par l'administi ation défectueuse ou imprudente du mercure, si précieux entre des mains habiles pour guérir une maladie syphilitique, tous ces desordres, disons-nous, ressemblent tellement aux formes affectées par cette maladie elle même qu'elles font très souvent hésiter le médecin le plus habile lorsqu'il doit se prononcer sur leur nature. Dans ces cas, et dans des maladies rhumatismales et arthritiques chez des individus guéris de maladies venériennes, souvent très difficiles à distinguer de ces dernières, il n'existe pas un réactif plus sur et en même tems plus innocent que les bains sulfureux de Brousse. Les maux de nature mercurielle, rhumatique et arthritique disparaissent, soit immédiatement soit après une exacerbation passagère, et guérissent radicalement; mais les souffrances d'origine syphilitique augmentent souvent, même pendant l'usage des bains, quelquefois cependant peu de tems après et n'éprouvent pas le moindre soulagement.

MODE D'ADMINISTRATION.

L'eau thermale de cette source admet la plus grande variété dans les formes sous lesquelles on peut l'administrer. A l'extérieur douches, lotion, bains simples, bains de vapeur: boissons et lavemens à l'intérieur. A l'exception des douches et des lavemens, on emploie déjà maintenant ces différentes formes, et les nombreuses guérisons qui en résultent, malgré le défaut de système dans l'administration de cette eau, sont une preuve incontestable de sa haute efficacité.

Cette efficacité deviendrait nécessairement beaucoup plus puissante encore si on portait remède aux inconvéniens suivans qui affaiblissent l'eau thermale et mettent obstacle à un traitement systématique.

1° la source découverte.

2° Le manque de petites chambres pourvues de baignoires ou bassins, de thermomètres et d'autres meubles et objets nécessaires.

3° Le manque d'un réservoir fermé avec un appareil pour refroidir une partie de l'eau thermale jusqu'à 12° ou 15° R.

4°. Deux robinets dans chaque bassin, dont l'un verse l'eau thermale telle qu'elle sort de la source, et l'autre l'eau thermale refroidie sans avoir perdu ses substances gazeuses et qui devrait remplir les baignoires au moment ou les malades voudraient entrer.

Comme l'eau thermale sortant de la source est de 65° F, elle doit, pour être apte à l'usage, rester exposée à l'air pendant 12 a 15 heures, ou on doit la mêler avec de l'eau froide simple.

Par le premier procédé, elle perd outre l'excès de chaleur un bonne partie des substances gazeuses, par le second, comme on doit mettre autant d'eau simple que d'eau thermale, le bain en est naturellement affaibli.

Actuellement on fait remplir la veille les baignoires placées dans le Soouklouk, on laisse la porte ouverte et l'eau se refroidit pendant la nuit, mais rarement elle atteint le dégré qu'on désire, de sorte que le plus souvent les Hammamdjis (garçons du bain) tempèrent le lendemain la chaleur de l'eau en y versant quelques sceaux d'eau froide simple avant que le malade arrive.

Dans l'état actuel des bains on doit avoir soin de faire refroidir une quantité suffisante d'eau thermale dans un tonneau hermétiquement fermé et de préparer sous ses yeux le bain au moment ou on veut y entrer en mêlant de l'eau thermale telle qu'elle vient de la source avec l'eau thermale refroidie de reserve.

Pour l'usage je renvoie aux règles générales.

Les bains à vapeurs et les douches ajoutent singulièrement à l'action des bains. Pour les premiers il existe déjà un appartement assez commode, le Boghoukluk (Sudatorium), rempli de vapeurs d'eau sulfureuse et de gaz hydrogène sulfureux, où la température moyenne est de 34° R. et monte jusqu'à 38° R.

En pénétrant dans une atmosphère d'une température aussi élevée et chargée de vapeurs concentrées on se sent d'abord suffoquer, mais bientôt on s'y accoutume, la transpiration qui, après quelques minutes à peine, jaillit et ruisselle de tous les pores, semble soulager et produit même dans l'organisation une sorte de langueur qui n'est pas sans quelque charme. Ce moyen qui agit en même tems sur la peau et sur la membrane muqueuse des poumons, exige de doubles précautions de la part des individus auxquels leur constitution ou leur état pathologique défendent de s'exposer à un grande chaleur.(*)Les personnes mêmes chez lesquelles il n'existe aucune contrindication marquée.

(*) Voyez les règles générales sur la température.

feront sagement de commencer à n'y rester que 4 minutes, et d'augmenter cette durée par dégrés jusqu'à 12 et même 15 minutes. Si le malade doit éprouver une forte et longue réaction, comme il arrive dans les maladies invétérées, on prend le bain à vapeur après le bain ; dans le cas contraire, c'est le bain à vapeur qui doit précéder l'autre. Dans le premier cas on ajoute, pour augmenter la force de la réaction et pour entretenir la transpiration, l'usage interne de l'eau thermale.

Les douches se feront au moyen d'un appareil qu'on doit y transporter, et de la manière indiquée plus haut. On emploiera l'eau thermale telle qu'on la prépare pour les bains. Si on veut obtenir des effets plus énergiques, on augmente le degré de chaleur de l'eau et la durée de l'opération. L'usage des douches uni à celui des bains augmente de baucoup leur action dans les maladies qui résisteraient à la simple application de ces eaux sous la seule forme de bain.

Comme il n'existe pas dans le bain des appartemens ouverts tous les jours pour les dames, elles sont obligées de faire transporter l'eau de cette source à leur habitation et de l'employer suivant la manière indiquée plus haut. On doit bien recommander de la transporter dans des barrils fermés.

L'usage interne de l'eau thermale sulfureuse, qui ordinairement n'est qu'accessoire et sert seulement à aider l'action des applications externes, est cependant quelquefois exigée par des indications particulières dans les maladies des organes internes, dans celles qui ont attaqué presque tous les tissus, dans les maladies anciennes et rebelles. En général on le redoute à cause de la fatigue et du relâchement qu'il porte aux organes digestifs ; mais les principes hostiles aux organes d'assimilation, l'hydrogène sulfureux, les substances alcalines et salines et le calorique peuvent être heureusement corrigés par la présence de l'acide carbonique contenu dans ces eaux et qui, si l'on observe les précautions que j'indiquerai plus bas, produira l'effet contraire de celui qu'on redoute généralement. Ma propre expérience et celle que j'ai eu occasion de faire sur plusieurs autres malades soumis au traitement interne me l'ont suffisamment prouvé.

Mais pour obtenir ces résultats, il faut puiser l'eau thermale à la source ou dans le Boghoukluk et la tempérer au moment de l'usage par l'eau thermale refroidie dans des vases hermétiquement fermés. Le degré qui convient en général est entre 36° et 40° et même jusqu'à 48° R.

Si on laisse refroidir l'eau thermale découverte jusqu'à ce qu'elle soit potable, elle perd baucoup de ses substances volatiles et n'a jamais le goût piquant de celle tempérée suivant l'indication que je donne. On commence comme ils est dit plus haut par 100 drachmes et on augmente progressivement cette dose tout les jours ou tous les 2 ou 3 jours de 25, 50 à 100 drachmes d'après les forces digestives du malade. La limite qu'on ne doit pas dépasser est indiquée par le sentiment de saturation ou de répugnance que le malade éprouve ; arrivé à ce point la dose doit rester stationnaire pendant plusieurs jours ; il est même quelquefois avantageux, souvent de toute nécessité, à cause de symptômes gastriques, de laisser un à deux jours d'intervalle, et de recommencer après avec la dernière dose.

L'usage à l'intérieur peut consitituer la cure principale

ou aider l'administration externe. Dans le premier cas on la prend le matin à jeun en se promenant continuellement. Les malades faibles peuvent se reposer un peu entre chaque dose. L'intervalle entre les doses sera de 10 à 15 minutes et la promenade se prolongera une demie heure et même une heure après la dernière dose.

Si c'est pour faciliter la transpiration ou pour aider l'usage externe, on l'administre au lit après le bain en mêmes doses et de même en augmentant chaque jour.

Une heure et demie après la dernière dose on peut déjeuner.

V. LES BAINS DE LA SOURCE DE BADEMLI-BAGHTSCHÉ.

1. LE BAIN DE YENI-KAPLIDJA.

A une distance de deux cents pas du bain sulfureux s'élève le magnifique bain de Yeni-Kaplidja (nouveau bain), remarquable par sa grandeur, le luxe de ses ornemens internes, de ses dômes et de ses coupoles, la chaleur et l'abondance de ses eaux et la propreté avec la quelle il est tenu.

C'était autrefois un bain tout petit et d'une fort chétive apparence; mais Suleiman le grand s'y étant guéri de la goutte donna l'ordre à son Grand-Visir Rustem Pacha de le faire couvrir d'une coupole. Le Grand-Visir exécuta l'ordre de son maître, en faisant construire à ses propres frais ce superbe édifice auquel la postérité, en signe de reconnaissance, a conservé le nom de son fondateur(*). Une inscription en fayence immédiatement au dessus de l'entrée qui conduit au hammam indique l'époque de sa construction et les circonstances qui s'y rattachent.

Ce monument d'utilité publique se compose de trois salles immenses, de plusieurs chambres et autres dépendances moins importantes.

Une entrée dérobée et défigurée par une bâtisse en bois conduit dans le Djamékian. Au centre de ce vaste vestiarium et du Soouklouk des fontaines d'eau froide se déchargent avec bruit dans des bassins de marbre blanc qui sont tout incrustés de sels de chaux, de magnésie etc.

De même que le bain d'Eski-Kaplidja celui-ci possède aussi plusieurs petits appartemens construits en bois, qu'on loue aux malades et qui possèdent une belle vue sur la plaine de Brousse. Par un spacieux Soouklouk on entre dans le superbe Hammam tout en marbre blanc avec des mosaïques en porcelaine de Perse; il est éclairé par la grande quantité de petites fenètres rondes dont est garnie l'immense coupole qui a deux cent quarante pieds de circonférence. Il possède au milieu une piscine circulaire en marbre blanc de quatres à cinq pieds de profondeur avec trois gradins dont le diamètre est double de celui du bassin d'Eski-Kaplidja. Vis-à-vis de l'entrée une immense fontaine dont le courant a trois pouces de diamètre, et cinq petites versent continuellement dans le bain leurs eaux dont la température s'élève de 34° à 35° R. A côté se trouve une petite étuve pourvue d'un petit bassin très propre.

(*) On l'apelle aussi le bain de Rustem Pacha.

La température de l'air de ces deux appartemens qui sont remplis de vapeurs d'eau sulfureuse varie entre 26° et 30° R.

Il est à regretter que ce bain, dont l'eau thermale est aussi chaude que celle de Kukurtlu et très g zeuse, ne soit pas muni d'un bain à vapeur.

2. LE BAIN DE KAINARDJA.

Ce bain est nommé bouillonnant probablement parce-que la source froide tempère moins la chaleur de son eau thermale, qui d'ailleurs provenant de la même source que celle de Yéni-Kaplidja, ne diffère en rien avec l'eau thermale de ce dernier.

Ce bâtiment est très petit et n'est construit ni avec la même solidité, ni avec la même élégance que le bain dont nous venons de parler. Il est exclusivement destiné aux femmes, aussi les dames n'y vont jamais; elles attendent le jour fixé, où il leur est permis d'aller aux grands bains qui attirent un concours nombreux à Bademli-Baghtsché (le jardin des Amandiers). Sur cette belle place triangulaire, verte, ombragée de superbes platanes, qui domine la plaine comme un bastion, on voit se rassembler des groupes variés de baigneurs des deux sexes attirés par les bains voisins.

LES SOURCES THERMALES DE CES BAINS.

Les quatre sources qui alimentent ces bains sortent d'un rocher composé de corps concrétionnés de carbonate de chaux qui sert de fondement au jardin des amandiers, et qui, comme on le voit encore aujourd'hui du côté du bain de Kaïnardja, a été formé à une époque antérieure à la construction de ces bains par la déposition de la chaux de ces mêmes sources. Les deux supérieures qui, d'après toutes les apparences, ne sont qu'une source divisée en deux parties inégales, découlent chacune de son côté dans un égout ouvert à bords formés d'incrustations calcaires, à une dixaine de pas vers l'endroit de sa destination, et se mêle avec l'eau des deux sources inférieures qui comme l'autre paraissent n'en être qu'une divisée en deux. Chacune de ces dernières sort à 3 ou 4 pas de son bain, se mélange avec l'eau de la source froide qui jaillit tout à fait à côté de l'autre et entre avec une température de 34° à 35° R. dans le bain de Yéni-Kaplidja, et dans celui de Kaïnardja. Quant au volume des courans, ceux de Yéni-Kaplidja sont triples des deux autres de l'autre bain. Il est à regretter que ces deux sources en parcourant tant d'espace soient exposées au grand air qui par conséquent absorbe une grande quantité de leurs substances volatiles.

Tous les inconvéniens que j'ai signalés à l'occasion de la source de Kukurtlu existent ici comme l'on voit à un plus haut degré.

PROPRIETÉS PHYSIQUES.

L'eau thermale de ces deux sources est limpide, sa couleur tire sur le jaune pâle, son goût est légèrement hépatique et salé, son odeur est également mais peu hépatique, sa chaleur naturelle à la température de l'air à 14° R. est de 65 1/2° à 66° R., sa densité est de 1,0121.

PROPRIÉTÉS CHIMIQUES.

10,000 grammes d'eau thermale contiennent:

Sulfate de soude	2,395
» de Magnésie	1,494
» d'Alumine	0,918
Chlorure de Sodium	0,945
Bicarbonate de Chaux	3,352
» de Soude	0,721
Hydrogène sulfuré	0,552
Acide carbonique	1,521
Silice	0,003

PROPRIÉTÉS MÉDICALES.

L'eau thermale de ces deux sources, tout en ayant de grands rapports avec l'eau du Kukurtlu à cause de l'hydrogène sulfuré qui s'y trouve, il est vrai en petite quantité, en diffère cependant dans sa composition chimique aussi bien que dans ses propriétés médicales par les sels surtout ceux de soude, dont voici en résumé l'action.

Pris à l'intérieur en petites doses, comme il se trouvent dans cette eau thermale, l'effet primaire est d'agir chimiquement sur les acides contenus dans les premières voies, puis ils diminuent la consistance des sécrétions muqueuses, corrigent la mauvaise qualité de toutes les sécrétions, en augmentent la quantité et métamorphosent même le tissu de la membrane muqueuse. Cette augmentation des sécrétions gastro-intestinales s'étend au foie, au pancréas et à la rate; la bile devient plus abondante et plus liquide, différentes concrétions calcaires au foie et au pancréas se dissolvent, le suc pancréatique éprouve les mêmes changemens, l'assimilation, la nutrition ainsi que les différentes excrétions en ressentent l'influence salutaire.

Les substances salines qui pour la plupart sont éliminées par les reins, s'altèrent considérablement, l'acide urique ou phosphorique trop abondant trouve une base et forme des sels solubles dans l'urine de manière que, tout en empêchant les nouvelles formations, même les concrétions des sels insolubles qui existent déjà dans les reins et la vessie se décomposent, se dissolvent et débarrassent l'organisme. En même tems la membrane muqueuse des reins de la vessie et de l'urèthre se métamorphose, ainsi que ses sécrétions d'une manière très sensible.

Les voies aériennes éprouvent l'action fluidisante des sécrétions analogue à celle opérée dans le tube intestinal, ainsi que la métamorphose assez énergique de leurs tissus quoique plus lente et moins pénétrante pourtant que par le soufre.

Cette action sur les organes internes s'opère aussi par le seul usage externe en forme de bain mais d'une manière plus lente. En revanche, toutes ces opérations: l'augmentation et l'altération de la sécrétion, ainsi que la métamorphose des tissus que nous voyons sur la surface interne du corps, se font sur la peau plus lentement par l'usage interne, plus activement par l'application externe et surtout par l'emploi simultané des deux manières. Mais la métamorphose se borne encore dans ce cas-ci aux couches superficielles, telles que l'épiderme, le tissu muqueux et les glandes.

Ces sels agissent aussi mais moins activement que le soufre, sur les membranes séreuses en général, mais surtout sur celles des articulations, en y déterminant une perspiration plus abondante et une résorption plus rapide des vaisseaux lymphatiques. Sur le système nerveux leur action est légèrement calmante et sédative, en influant directement sur la pulpe nerveuse et indirectement sur le névrilème comme membrane séreuse.

L'eau thermale de ces deux sources est donc indiquée dans toutes les maladies que nous avons citées en traitant des vertus médicales de l'eau sulfureuse du Kukurtlu, et nous n'ajouterons ici que celles qui lui sont propres par les surplus des sels de soude. Celles-ci sont:

1° Dans l'irritation de la membrane muqueuse et séreuse du tube intestinal, qui se manifeste par la digestion pénible même d'une nourriture très légère, par des troubles très graves au moindre excès dans les repas ou à l'usage modéré d'une nourriture échauffante, par des douleurs, de la colique, des borborygmes, par une constipation opiniâtre ou la diarrhée, ou l'une alternante avec l'autre, par le visage pâle, l'amaigrissement, etc. Dans l'excès d'acidité du suc gastrique manifesté par le goût des rapports acides et le cardiagme (pyrosis); dans l'abus d'acides contracté par habitude ou envie maladive (pica).

2°. Dans la laryngite et bronchite chroniques accompagnées d'aphonie et de toux sèche, glaireuse ou spasmodique, dans l'hépatisation des poumons incomplètement dissoute, dans la première période de la tuberculose; dans la plévrite et péricardite chroniques.

3°. Dans l'irritation chronique des reins, des uréthères, de la vessie et de l'urèthre ou du vagin, dans la formation de concrémens pierreux et de la gravelle (lithiasis) avec excès d'acide urique ou phosphorique.

4° Dans l'hépatite chronique (infarctus hepatis) avec paresse de ses fonctions, densité abnorme de la bile et formation de concrétions biliaires dans la vessie biliaire, dans la splénite et pancréatite chroniques ou l'engorgement de ces organes indiqués par différentes anomalies de la digestion.

5.° Dans la goutte, surtout dans celle qui est très ancienne; dans les concrémens arthritiques des articulations et la parèse ou la paralyse qui en sont les suites.

6° Dans le rhumatisme chronique, rebelle des parties externes et des organes internes avec métamorphose plus ou moins avancée (épaississement, endurcissement, etc.) des tissus interressés.

7°. Dans les maladies de la peau anciennes et rebelles, la gale, les dartres, surtout les dartres squammeuses aux articulations (ichthyasis) et la dartre disséminée (acne) avec le teint cuivré.

8° Dans toutes les formes de la scrofulose des différens organes.

9° Dans l'intoxication mercurielle par l'abus de ce remède.

10° Dans les algies de différens organes surtout de la tête, comme migraine, tic douloureux: à la hanche et aux extrémités, le mal ischiatique (ischias nervosa Cotunni) le lombage (lumbago) etc; dans les spasmes par cause nerveuse ou matérielle d'un organe quelconque.

MODE D'ADMINISTRATION.

On peut faire usage de cettte eau absolument sous toutes les formes que nous avons indiquées pour l'eau thermale des Kukurtlus: mais comme pour les bains à vapeur il n'existe pas un appartement ad hoc, nous regrettons de ne pouvoir tirer aucun avantage des gaz riches qu'elle exhale. Les règles à suivre dans l'application de ces différentes formes sont absolument les mêmes que nous avons données pour l'usage du Kukurtlu.

La température élevée et la quantité de gaz de cette eau nécessitent comme celle de Kukurtlu:

1° Des canaux qui couvriraient les sources à commencer de leur origine jusqu'à leur entrée dans le bain.

2° Un réservoir pour refroidir l'eau thermale.

3° Des chambrettes pourvues d'une baignoire et de nécessaires pour la toilette et le repos.

4° En outre un bain à vapeur.

Quant aux inconvéniens qui s'opposent à un traitement systématique avec l'eau de cette source et la manière de les éviter autant qu'il est possible, je renvoie à l'article respectif sur le Kukurtlu.

Il ne me reste qu'à ajouter un mot sur cette eau prise intérieurement: les substances salines qui s'y trouvent réunies à une quantité modérée d'hydrogène sulfuré contribuent à recommander beaucoup ce mode d'usage: en effet, j'ai eu l'occasion de me convaincre de son action bienfaisante et salutaire dans tous les cas qui exigent qu'elle fut prise intérieurement, et je suis persuadé que les observations qui pourront être faites par la suite ne manqueront pas de venir confirmer mes expériences.

VI. BÉKIAR HAMMAM.

A une distance de deux cents pas du bain de Kara-Moustafa on voit, dans la plaine au milieu d'un jardin potager, les ruines d'un autre bain nommé Békiar-Hammam, ou Eski-Hammam. La source thermale assèz abondante est douée d'une température et d'autres propriétés qui pourraient peut-être la rapprocher de celle de Kara-Moustafa. Elle coule aujourd'hui sans utilité vers les ruines de ce bain (Békiar-Hammam) qui est abandonné depuis long-tems probablement à cause de la qualité inférieure de ses eaux ou de la trop grande abondance de sources thermales, puis aussi par suite de l'exhaussement successif du terrain qui l'environne et dont le niveau actuel s'élève à plusieurs pieds au dessus de l'ancien pavé.

VII. LE GUÉUZAYASMA.

(SOURCE SACRÉE DES YEUX.)

Indépendamment des sources citées, il existe encore entre le Kukurtlu et le Yéni-Kaplidja, tout à fait à côté du chemin qui les réunit, une petite source chaude minérale qui jouit d'une grande renommée auprès des habitans de Brousse et des environs à cause des guérisons merveilleuses des maladies d'yeux, que l'usage externe de son eau a opérées. Les habitans surtout les chrétiens l'ont en grande vénération et ils s'y rassemblent chaque année une fois le jour de la fête du patron de cette source et y font des dévotions.

La source même qui n'est que d'une richesse fort médiocre se trouve dans une espèce de cave dans laquelle est répandue une odeur particulière due probablement à l'exhalaison de l'acide subsulfurique.

L'eau regardée dans la source même a l'air noirâtre, mais puisée et mise dans un verre, elle est claire, a l'odeur indiquée plus haut, une saveur tant soit peu astringente; sa chaleur à la température de l'atmosphère à 15° R. est de 31° R. et sa densité de 1,0106.

Sur tout le contour de la source, les bords sont revêtus de couches lamelleuses de sels d'un beau vert clair qui sont pour la plus grande partie des carbonates de chaux, de soude, de magnésie, ainsi que de quelques sulfates et chlorures des bases nommées et de sulfate de protoxide de fer, auquel est due la couleur verte. L'eau thermale de la source contient évidemment les mêmes sels.

Ces propriétés chimiques nous expliquent très clairement la manière d'agir ainsi que la vertu médicale de cette eau dans une foule de maladies d'yeux.

L'action des sels de soude, de chaux etc., est d'abord résolutive sur les parties avec lesquelles ils sont mis en contact. La peau des paupières ainsi que la conjonctive, les glandes, les vaisseaux et la caroncule, gorgées de différens liquides épais, de différens produits morbides, commencent à se rammollir; leurs sécrétions séreuses et muqueuses deviennent plus abondantes, et les engorgemens, les irritations chroniques disparaissent des parties externes. Cette vertu répatrice se propage aux parties qui ne peuvent pas en ressentir le contact direct: à la cornée, à la sclérotique, à la membrane de Descemetius et à l'œil interne.

L'effet salutaire qui s'opère sur ces parties est plus lent mais non moins sensible, de sorte que les irritations, les obstructions et différents autres troubles dans la texture et les fonctions de ces organes disparaissent.

La propriété éminemment résolutive de cette eau et supérieurement bien combinée avec un tonique astringent qui tout en permettant aux sels résolutifs d'exercer leur action, corrige la quantité et la qualité des sécrétions, et donne du ton aux organes attaqués trop fortement les premiers.

Cette eau est donc indiquée :

1° Dans les maladies chroniques de la conjonctive des paupières et du bulbe; la conjonctivite et blépharite chroniques catarrheuses, scrofuleuses, arthritiques, abdominales; dans l'épaississement, le commencement de la dégénération ulcéreuse et cancéreuse de cette membrane.

2° Dans l'irritation chronique et l'obstruction ainsi que dans la blennorrhée des glandes de Meibomius et la phlegmasie chronique des bords des paupières.

3° Dans l'irritation chronique et la corrugation du tarsus des paupières et l'intropion ou l'ectropion qui en résultent.

4° Dans la kératite et sclérotite chroniques, dans les taches de la cornée superficielles légères et récentes survenues par suite d'inflammation de cet organe diaphane.

5° Dans la faiblesse de la vue, dans l'amblyopie légère causée par une irritation chronique, ou l'engorgement des différentes parties internes de l'œil.

6° Dans les dartres et la psorophthalmie des paupières.

MODE D'ADMINISTRATION.

On pourra en faire usage de trois manières : en forme de bain d'yeux, de lotions et de douches.

Pour les bains on peut se servir d'une petite cuvette ronde ou de petits vases faits exprès, qu'on remplira d'eau de cette source. Je conseille de la faire refroidir, ou ce qui est mieux, de la tempérer avec de l'eau de cette source refroidie d'avance jusqu'à 15° ou 16° R. On y plongera les yeux d'abord fermés, puis ouverts 6 à 7 fois, puis en augmentant jusqu'à 30 à 40 fois, et on les y tient tant qu'on peut le supporter sans respirer. Si on a de ces petits vases ad hoc on y laissera les yeux ou un œil durant 5 minutes, on changera l'eau et on renouvellera la même opération pendant un quart d'heure jusqn'à une heure selon le dégré d'irritation de l'organe. On augmentera de même dans le courant de la cure graduellement la température de l'eau thermale jusqu'à 28° R.

Cette opération devra se faire deux fois par jour, matin et soir. Les lotions et les douches se feront avec de l'eau préparée de la même manière et en suivant le même procédé. Les premières au moyen de la main ou de morceaux de toile; les secondes aussi avec la main en répandant sur les yeux de l'eau thermale d'une cuvette sur laquelle le malade sera incliné; ou, après avoir eu soin de le faire coucher, en laissant tomber à des hauteurs différentes, un filet d'eau d'un vase en fer blanc percé, ou au moyen d'une fontaine jaillissante faite exprès pour cet usage.

On ne saurait s'entourer de trop de précautions, surtout au commencement de cette opération, et au moindre signe d'une irritation permanente il faut la suspendre pour 2 à 3 jours. Aussi ce n'est que dans les cas les plus opiniâtres des maladies mentionnées qu'on devra y avoir recours.

Toutes ces opérations se feront dans un des bains voisins de la source, on de préférence, en plein air à proximité de la source.

III. PARTIE.

I. LE CHEMIN PAR MOUDANIA A BROUSSE.

C'était heureusement par une de ces agréables journées si communes au mois de mai que sortant de ma chambre pour la première fois, l'œil encore tout bandé, je me disposai à me rendre à Brousse. Le bateau à vapeur autrichien de la Compagnie du Danube qui fait encore actuellement les voyages hebdomadaires à Moudania et à Ghemlik me reçut à son bord.

La joie de quitter pour une vingtaine de jours un pays ou je me voyais menacé de perdre la vue, jointe à l'espoir d'une guérison radicale me faisait oublier mes souffrances et le plaisir que j'aurais eu à jouir en m'éloignant de la vue pittoresque et ravissante de Constantinople et des iles des princes. A peine avions nous doublé le promontoire de Bosbouroun (Posidonium) qui sépare le Golfe de Moudania (Sinus cyanicus), de celui de Nicomédie (Sinus astakenicus) que mon œil gauche qui n'etait pas aussi souffrant que l'autre, me permit, en restant sur le pont, de distinguer sur la côte méridionale les villages Siglé, Triglia, Yéni-keuï ou Albanitokhori, et enfin Moudania. Les souvenirs historiques qui se rattachent à ces golfes vinrent se représenter tout-à-coup à ma mémoire. Ici ce sont les Argonautes, lés Arabes et les Romains qui ont débarqué, là c'est Constantin qui a rendu le dernier soupir ; là est le berceau d'Hélène, là le tombeau d'Annibal!

Moudania proprement jusqu'à présent le port de Brousse s'étend le long du rivage au pied de la montagne qui de ce côté là s'élève immédiatement derrière elle. Comme Moudania ne possède ni port ni rade ni même une bonne échelle il est impossible d'y débarquer si la mer est forte, c'est pourquoi les bateaux à vapeur ont choisi le port sûr de Ghemlik au fond du golfe. Mais moi poussé par le desir d'arriver le plus promptement possible à l'endroit du salut, je débarquai à Moudania, favorisé que j'étais par le tems. Pendant les deux heures que je dus attendre les chevaux j'eus l'occasion de voir cette petite ville en grande partie habitée par des grecs qui s'occupent spécialement de la culture de la terre.

Elle fût conquise vers 720 de l'hégire (1320) sous Osman I, par son ordre et sous la bénédiction du Dervich Hadji Begtach qui après sa mort est devenu le saint des Janissaires.

A peine j'avais quitté Moudania que je me vis tout-à-coup au milieu d'une végétation des plus riches, entouré de jardins et de vignobles soignés au point que, saisi d'une admiration profonde je me crus vraiment transporté dans un autre pays sous un autre climat, dans la belle Italie. A un quart d'heure de distance derrière la ville, du côté droit du chemin, on voit les ruines de l'ancienne ville Apamea, que les habitans nomment encore Amapoli. Le sol a reconquis ses anciens droits et donne d'abondantes productions; les pierres au lieu d'un ville protégent maintenant de fertiles jardins.

Le chemin bordé de deux cotés, comme les belles routes d'Italie, de la plus riche culture, et pourvu de distance en distance de riches sources qui par leurs ondes fraiches et limpides désaltèrent le sol et le voyageur, s'élève peu à peu jusqu'à la hauteur où l'on voit à droite le village grec de Mizopolis, et plus loin celui de Tschakirkhan avec un Tschiflik. Dans le chemin qui maintenant commence à rabattre la montagne qui sépare le vallon de Brousse du Golfe de Moudania, se trouve à l'endroit où la route forme un détour, le point de vue le plus beau le plus ravissant qu'on puisse s'imaginer.

Comme dans un vaste panorama se deploie tout-à-coup la superbe plaine de Brousse couverte de la plus riche végétation sur laquelle on voit la belle rivière de Niloufar, se glissant mollement par mille sinuosités comme un serpent qui déroule ses mille anneaux argentins sur un tapis ver; Brousse et Tschèkirghé comme une boucle en rubis au pied du géant à la tête grise, aux 100 bras et aux 100 pieds couverts d'une éternelle verdure, forme le fond de ce tableau enchanteur. Où trouver les expressions pour décrire convenablement les sentimens auxquels j'étais livré. L'œil, car je n'en avais qu'un qui pût voir, ne pouvait pas se rassasier, l'ouie et l'odorat éprouvaient aussi leurs sensations agréables, tantôt descendant tantôt remontant des collines où se reproduisait sans cesse cette vue de plus en plus voisine et toujours plus attrayante, j'y arrive enfin au moment où le soleil dorait de ses derniers rayons les nombreux minarets de Brousse.

Malgré tout ce que j'avais entendu dire de la végétation des environs de Brousse, j'étais surpris de la manière la plus agréable et au lieu d'être fatigué, quoique souffrant encore après une course de quatres heures et demie à cheval, j'étais plus fort que le matin, enchanté d'avoir débarqué à Moudania et traversé ce chemin si pittoresque, qui me portait en outre un moment plutôt à l'endroit où ma guérison devait s'opérer.

II. BROUSSE.

Le lendemain de mon arrivée je me livrai, malgré toutes mes souffrances, à la recherche des propriétés physiques d'abord, et ensuite chimiques desdifférens thermes de Brousse dans mon interêt aussi bien que dans celui de beaucoup de malades auxquels j'avais conseillé les bains et qui jusqu'à mon arrivée en avaient fait usage sans éprouver d'heureux effets.

Dans l'après midi je fis une course à Brousse pour receillir auprès des hommes qui s'occupent de la médecine des données sur les bains et des détails sur les guérisons qu'ils opèrent.

Je fus curieux de visiter la ville qui me rappelait tant de souvenirs historiques. Je montai à cheval et je me promenai attentivement dans les contrées (*) où l'implacable ennemi des Romains, Annibal cherchait à la fois un asyle et un moyen de venger ses revers. C'est ce grand général de Carthage qui d'après Pline fonda Brousse pendant son séjour auprès de Prusias, roi de Bithynie, et lui donna le nom de son auguste hôte. Sous Mithridate, Brousse était une ville assez grande et très forte. Après que Mithridate eùt été battu par Lucullus à Cyzique, Triarius assiégea et conquit cette ville. Depuis cette époque elle resta fidèle aux empereurs romains ce qui est constaté par les monnaies

---

(*) Du tems de l'expédition des Argonautes ce pays fut habité sous les nom de Bébrycie par les Bébryciens gouvernés par le Roi Amycus fils de Neptune etdela nymphe Mélie, quifut tué par Pollux dans un combat particulier; les Bithyniens vainqueurs des Bébryciens le possédèrent ensuite et lui donnèrent le nom de Bithynie.

qui portent toutes le buste des empereurs romains avec la légende Βιθυνίας. Plusieurs des empereurs d'Orient la visitèrent à cause de ses bains. Ainsi l'année 797 Constantin s'y rendit avec son épouse Théodora et y fut guéri d'une maladie très opiniâtre. Bientôt les peuples nomades de l'intérieur de l'Asie commencèrent à se mettre en marche contre l'empire grec. En 941 déjà Séifed Devled, le grand prince de la famille Hamadan, s'empara de Brousse après une année de siège, et en fit démolir les murailles. Mais elle ne tarda pas d'être reprise par les Grecs qui la firent entourer de murs plus forts qu'auparavant.

L'empereur Andronic Comnène la fit saccager après une révolte qui y fut excitée. Après la prise de Constantinople par le Comte de Flandres, Théodore Lascaris, despote de la Romanie, s'empara de Brousse aidé par le Sultan d'Iconium, sous prétexte de conserver les places d'Asie à son beau frère Alexis Comnène. Mais bientôt elle fut assiégée par Bern de Brachaux qui avait chassé les troupes de Théodore Lascaris. Cependant les habitans de Brousse opposèrent une si vigoureuse résistance que les Latins furent contraints d'abandonner le siège et la place resta à Lascaris en vertu de la paix qu'il fit en 1214 avec Henri II, Empereur de Constantinople.

Les Grecs en restèrent maîtres jusqu'à l'époque où parut Osman. Ce fondateur de la monarchie Ottomane l'assiégea trois fois sans pouvoir s'en emparer, et chargea enfin, attaqué de la goutte, son fils Orkhan du siège de cette forteresse. Celui-ci fit construire deux tours, l'une à Eski-Kaplidja l'autre à Bounar-Baschi, à l'aide desquelles il prit la ville après une résistance de 7 mois en 726 de l'hégire, 1325, selon Calvisius en 1326. Osman reçut cette nouvelle au moment de son trépas et eut par là la satisfaction d'apprendre que la capitale de la Bithynie lui servirait de tombeau, et à ses successeurs de résidence. Après la défaite de Yildirim Bayézid, Tamerlan se rendit à Brousse où il trouva d'immenses trésors que cet empereur y avait entassés. On mesura, à ce que dit Ducas, les pierres precieuses et les perles par boisseaux. Mais lorsque Tamerlan se rendit à Babylone, le Sultan Mohammed, fils de Bayézid, qui avait établi sa résidence à Tocat, prit possession de Brousse. Ses frères Isac-Bey et Suleiman troublèrent le repos de cette ville et ce dernier s'en empara même par une fausse lettre. Mais il fut ensuite obligé de l'abandonner. En 1413 elle fut conquise par Caraman, Sultan d'Iconium qui fit exhumer les os de Bayézid et les brula pour se venger de ce que cet empereur avait fait couper la tête à son père.

Six Sultans y établirent le siège de leur Empire jusqu'à l'époque où Mohammed II, après la conquête de Constantinople, transporta sa résidence dans cette dernière ville.

Sous Mohammed III, par suite d'insurrections qui désolaient l'Asie mineure, elle fut entourée de murailles dont on voit encore aujourd'hui les restes. En 1490 un grand incendie dévora la ville entière. Parmi les Sultans postérieurs à cette époque, Sultan Suleiman le grand visita les bains de Brousse à cause de la goutte rebelle aux mains et aux pieds dont il souffrait et y fut guéri par l'usage de l'eau thermale de Kukurtlu et de celle de Yéni-Kaplidja. C'est lui qui en reconnaissance de cette guérison donna ordre à son Grand-Visir Rustem Pacha de couvrir cette source d'une coupole. Ce Visir exécuta l'ordre de son maitre en construisant à ses propres frais ce beau monument d'utilité publique.

Brousse se compose du chateau, de la ville et d'un faubourg nommé Sultan Murad Mahalessi. Le nombre des habitans de Brousse est, dit-on, de 100,000 musulmans, 6,000 arméniens, 3,500 grecs et 1,200 juifs. Le premier nombre me parait exagéré. Elle est le chef lieu d'un Pachalik de 1er ordre, et d'un Métropolite grec et arménien.

Ce qui me surprit par dessus tout, peut-être parceque j'étais prévenu du contraire, ce fut d'abord la politesse et l'affabilité des habitans de Brousse, auxquels on reproche généralement d'être fanatiques; et puis l'activité qui règne parmi toutes les classes de la population. Hommes, femmes, enfans, musulmans et chrétiens travaillent du matin au soir. Vous voyez des femmes turques entourées de leurs enfans et sans leur yaschamak, ni férédjés, cachées derrière des arbres touffus, ici bêcher des jardins de muriers, là couper des branches et les porter à leur domicile pour nourrir les vers à soie. Personne n'est oisif, tout le monde s'occupe, aussi ne rencontre-t-on que très rarement, excepté les jours de fête, les habitans de Brousse à la promenade.

C'est aussi par la même raison qu'il n'y a pas de pauvres à Brousse. Tout le monde gagne, tout le monde est dans l'aisance. Une chose cependant offre un contraste frappant avec cette aisance des habitans. C'est leurs habitations en général si chétives et surtout l'extérieur de leurs maisons, qui loin d'indiquer qu'elles sont habitées par une population aussi à l'aise que l'est celle de Brousse, serait plutôt de nature à les faire croire désertes.

A l'exception des édifices sacrés, toute la ville est construite en bois; aussi les incendies y font des ravages horribles, et engloutissent dans un instant le fruit des travaux pénibles de longues années. Les soins qu'on donne à la culture des vers à soie méritent bien l'attention du voyageur. Cette branche d'industrie est une source de revenus considérables pour le pays. La soie de Démirtesch est la plus recherchée. La culture de ce sol en général est porté à un dégré d'activité surprenante; elle serait susceptible néammoins de grandes améliorations et c'est alors qu'on pourrait apprécier la richesse prodigieuse de ce pays. Les raisins, les chataignes et les figues de cette contrée sont renommés.

En fait de fabriques et de manufactures ce cont celles des soieries qui méritent l'attention du voyageur, et qui ornent les grand bazars de cette ville. Ces derniers sont dans le genre de ceux de Constantinople, mais d'une beauté inférieure.

Parmi les produits de l'industrie de cette ville se distinguent surtout les étoffes en soie et en coton. Parmi les premières on remarque le katifè, espèce de velours pour recouvrir les coussins des sophas turcs, le bouroundjouk pour chemises, le hakir pour robes, les pischtémals tabliers de bains; parmi celles en coton, les essuiemains e t pischtémals en coton.

III. LES MOSQUÉES ET LES TOMBEAUX.

Brousse compte un grand nombre de mosquées, certains écrivains portent ce nombre jusqu'à 365, on aurait probablement bien de la peine à les retrouver. Nous nous contenterons d'en citer neuf qui méritent surtout l'attention du voyageur.

1° La plus grande et celle aussi qui présente le caractère le plus original est Olou-Djami (la grande mosquée). Elle s'élève à l'endroit le plus haut de la ville : sa partie supérieure est une réunion de 19 coupoles arrangées de manière à ce que l'espace environ d'une vingtième coupole menagé au milieu d'elles, forme au centre de ce vaste édifice carré une immense fenêtre ronde sans vitres défendue seulement par un grillage en fil d'archal.

Trois Sultans: Murad I, Bayézid I, et Mohammed I, dont chacun fit bâtir d'ailleurs une mosquée qui porte son nom, travaillèrent l'un après l'autre à la construction de ce premier grand monument de la résidence des Sultans ottomans. Cette Mosqnée se distingue de toutes celles de Constantinople, d'Andrinople et du Caire par cette grande fenêtre en forme de dôme, et par une belle fontaine qui se trouve au centre de l'édifice, justement au dessous de la fenêtre. A l'intérieur on remarque sutout la perfection de la sculpture des chaires et les inscriptions en caractères gigantesques dont les murs sont revêtus. On entre dans cette mosquée par trois portes, dont la principale s'appelle la porte de Kibla, (Kibla Capoussou).

2° La plus ancienne de toutes les mosquées est celle du Sultan Orkhan, le second Sultan de la monarchie Ottomane et le conquérant de Brousse. Elle fait, pour ainsi dire, partie du chateau : elle est bien conservée, mais peu fréquentée; les portes en sont presque toujours fermées.

A côté de cette mosquée se trouve l'ancienne cathédrale grecque convertie en un tombeau qui renferme les restes du Sultan Orkhan fils et successeur d'Osman, conquérant de Brousse et fondateur des Janissaires. Le sarcophage de ce prince occupe le milieu de l'édifice. Autour de lui on en voit vingt autres qui contiennent les dépouilles mortelles des princes et beys de sa famille. L'intérieur de ce magnifique tombeau est en partie revêtu de plaques de marbre de différentes couleurs ; quatre dégrés de marbre en demi cercle et six colonnes de vert antique désignent encore la place qu'occupait anciennement l'autel ; et du côté de la grande porte, sur une des colonnes qui soutiennent la voute, une grande croix en marbre noir rappelle encore la première destination de ce monument.

Le tambour d'Orkhan, et son immense rosaire en grains de bois sont devenus la proie des flammes au commencement de notre siècle. Ce tambour qui avait été suspendu et longtems conservé dans cette église lui a fait donner le nom de Daoul-Mon astir ou Couvent du Tambour.

A quelques pas de là s'élève un mausolée octagone qui renferme le tombeau du Sultan Osman, père d'Orkhan et fondateur de la monarchie Ottomane.

On y voit en outre le tombeau de son fils Alaeddin premier Visir de l'Empire Ottoman, et celui de son petit fils Suleiman premier Pacha Ottoman.

Dans un petit édifice attenant se trouvent 17 tombeaux. Mais il ne portent aucune inscription, et la tradition n'a pas conservé les noms des personnages dont on leur a confié les cendres. On sait pourtant que sous l'un d'eux repose la fille du grand Scheikh Édébali, épouse d'Osman, mère d'Orkhan et femme si charmante qu'on l'avait surnommée la lune des beautés. Là aussi a dû être déposé le corps de la princesse grecque Niloufar. Le Sultan Osman avait fait enlever cette princesse du chateau de Bilédjik le jour même de ses nôces pour la marier à son fils Orkhan. Elle fût la mère des Sultans Suleiman et Murad et donna son nom au fleuve qui traverse la plaine de Brousse. On montre encore dans ce petit édifice le chapelet du Sultan Osman, dont les grains sont d'une grosseur prodigieuse.

3° Dans l'ordre chronologique suit la mosquée du Sultan Murad I, surnommé Ghasi-houdavendkiar, c'est-à-dire vainqueur et seigneur, d'où ce pachalik a conservé jusqu'à nos jours le nom de houdavendkiar. Elle s'élève sur une place magnifique et unique par sa vue au dessus d'Eski-Kaplidja au village de Tschèkirghé.

Cette mosquée renferme nne école dans son enceinte, et son architecture remarquable, qu'on dit être l'ouvrage d'un franc, a un caractère particulier qui la fait distinguer facilement de toutes les autres mosquées. La tradition prétend que le faucon qui sert d'ornement à une des voutes était celui du Sultan Murad: l'oiseau s'étant enfui fut pétrifié sur la parole de son maître, qu'il ne voulait plus entendre.

Vis-à-vis de cette mosquée se trouve le tombeau du Sultan entouré de ses armes, et de la cuirasse encore ensanglantée qu'il portait quand il fut tué insidieusement sur le champ de bataille de Cassova par le servien Milo.

4° La mosquée du Sultan Yildirim Bayézid I fils de Murad I se trouve à l'est de Brousse et hors de la ville, environnée de prairies et de jardins. La grandeur de ses murs et le manque total d'ornemens lui donne une aspect triste et mélancolique, et rappelle, en quelque sorte, les tristes circonstances dans lesquelles elle fut construite.

Elle était à peine commencée lorsque le Sultan Bayézid fut vaincu à la bataille d'Angora et fait prisonnier par Timour ou Tamerlan empereur des Tartares. Il ne survécut pas long tems à sa défaite et mourut dans les fers. Son fils Moussa tschélébi ne recueillit qu'un fatal héritage: l'empire épuisé et ébranlé ne lui laissait que peu de ressources: il n'en acheva pas moins la mosquée commencée par son père, mais on y sent plutôt l'œuvre pieuse que la puissance du Sultan, le cri de détresse plutôt que l'action de grâce. On voit encore à l'entour les ruines d'un hôpital destiné aux pauvres et fondé par le même monarque.

A peu de distance de cette mosquée se trouve le tombeau où furent rapportés, pour être déposés auprès de ceux de sa famille, les restes de l'infortuné Sultan Bayézid. C'est là, isolé au milieu des jardins loin du bruit de la ville, que repose ce Sultan qui d'abord et longtems vainqueur, après avoir un instant effrayé Constantinople et tout l'occident, vint se briser à Angora contre Timour, cet écueil que Dieu avait préparé à sa puissance. (*)

5° La mosquée fondée par le Sultan Mohammed I fils de Yildirim Bayézid et surnommé tschélébi (jeune seigneur) porte le nom de Yeschil Djami. Elle est remarquable par la perfection de son architecture sarrasine, le luxe et la variété des marbres précieux dont elle est composée, et l'art parfait de ses ornemens pleins de richesse et de goût. Aussi tous les voyageurs qui ont parcuru l'Orient la proclament-ils la plus belle des mosquées.

Cette mosquée n'a pas de vestibule comme les autres et ne présente à sa place qu'une terrasse élevée en marbre

(*) Murad IV, le dernier des grands Sultans conquérans, retournant de la victorieuse campagne contre la Perse, insulta dans le delire de son orgueuil la cendre de son grand ayeul en lui addressant les paroles suivantes: « Pourquoi es-tu couché là fier comme un Padischah, toi qui prisonnier des Tartares as déshonoré la famille des Osmans? » et en même tems il donnait au sarcofage de Bayézid un insolent coup de pied, mais au même instant il s'écria: » malheureux! mon pied! » Depuis ce moment il fut attaqué de la goutte qui le conduisit bientôt au tombeau.

blanc. Les murs en sont revêtus extérieurement de grandes plaques de marbre de différentes couleurs, mais malheureusement couverts d'une couche de chaux. Les ornemens des fenêtres et de la grande et unique porte sont formés par des inscriptions arabes. Le chef d'œuvre de cet édifice est la porte même, dont les sculptures par leur richesse, leur élégance et leur goût, excitent l'admiration générale. Il ne fallut pas moins de trois ans et de quarante mille ducats pour l'achever.

L'inscription en lettres d'or sur un fond d'azur qui se trouve au dessus nomme simplement son fondateur. En entrant on est agréablement surpris de l'éclat de la mosaïque en fayence ou plutôt en porcelaine de Perse qui représente deux grands rideaux verts s'entr'ouvrant pour laisser voir entr'eux une charmante corbeille de fleurs. La mosquée consiste en trois grandes parties qui constituent l'une la nef, les deux autres les ailes.

Comme dans la grande mosquée Olou-Djami construite par le même Sultan, les piliers étaient dorés jusqu'à la hauteur d'homme environ, ici les murs sont revêtus à la même hauteur de porcelaine verte de Perse avec des inscriptions de textes du Coran en émail blanc. Le Mihrab, sorte de sanctuaire destiné à recevoir le Coran, est construit en marbre rouge décoré de riches ornemens et répond parfaitement à la magnificence de l'entrée qui se trouve justement vis-à-vis. Dans la cour de la mosquée à l'ombre de plusieurs platanes se trouve une source dont l'eau jouit d'une grande renommée.

Tout près de cette belle mosquée se trouve le magnifique tombeau du Sultan Mohammed I. C'est là certainement le plus riche de tous les monumens de ce genre.

Il s'élève en octagone au milieu d'un beau jardin carré; deux cyprès d'une hauteur et d'une beauté également rare en décorent l'entrée. Les murs sont tant à l'intérieur qu'à l'extérieur revêtus de porcelaine verte de Perse (1). Ce monument renferme cinq sarcophages couverts de schalles et de riches étoffes surmontés de turbans. Ces sarcophages sont entourés de petits bancs sur lesquels sont posés des Corans destinés à l'usage des visiteurs qu'une pieuse fondation oblige de lire quelques versets du texte sacré pour le salut de l'âme des défunts.

A l'intérieur, les huits murs sont revêtus d'inscriptions de textes du Coran en émail blanc sur la porcelaine verte.

Le tombeau et la mosquée du Sultan Mohammed I sont connus collectivement sous le nom de Yeschil-imaret, fondation verte, parceque jadis les minarets et les coupoles en étaient entièrement revêtus de porcelaine verte.

6° La mosquée du Sultan Murad II, construite l'an 850 de l'hégire (1446), donne son nom à un faubourg dans la partie ouverte de Brousse. Elle est entourée d'une douzaine de mausolées, de chapelles et d'écoles, d'un khan et d'une cuisine pour les pauvres qui se nomme Imaret. Le Mihrab et le Mimber (2) de la mosquée ainsi que le Mahfil (3) sont dans le style ancien et simple. Les platanes qui en-

(1) Cette porcelaine verte nommée à tort de Perse était fabriquée tout près de Nicée dans une fabrique fondée par des Génois émigrés, et qui florissait dans le quatorzième et quinzième siècle. Tous les beaux monumens en Perse, en Turquie et en Egypte en sont décorés.

(2) Sanctuaire et chaire.

(3) Estrade et oratorium, l'endroit destiné pour le Sultan et celui qui dit la prière.

tourent la mosquée rivalisent de hauteur avec les minarets. Comme parmi les tombeaux des six Sultans ensevelis à Brousse aucun n'est plus magnifique que celui du Sultan Mohammed I, aucun n'est plus vaste que celui de son fils Murad II. Dans la spacieuse cour qui entoure la mosquée s'élèvent à l'ombre des platanes onze chapelles qui renferment les tombeaux du Sultan, de ses fils, et des Sultanes ses épouses et ses filles. Dans une chapelle qui se trouve précisément à une extrémité reposent les restes d'une princesse chrétienne: c'est sans doute la princesse servienne dont le Sultan Murad II vainquit le père et qu'il épousa ensuite en se rendant maître de son royaume. Elle est la seule des quatre princesses chrétiennes dont l'histoire Ottomane fait mention, qui dans le harem du Sultan même resta fidèle à sa réligion. Elle repose comme chrétienne à côté de ses enfans et de ses rivales dans le magnifique tombeau des Islam.

7° La mosquée d'Émir Sultan située sur une petite colline donne son nom au faubourg dans lequel elle est située: Elle n'offre rien d'assez remarquable pour mériter un description particulière.

8° La mosquée de Mollah Arab Djebbari, miniature de la grande mosquée, est située sur une élévation d'où la vue est magnifique.

9° Loin de la ville sur l'Olympe, la mosquée du Mufti Abdullatif est remarquable par la beauté de sa situation et par le séjour qu'y fit le grand poète turc Mollah-Hosrew. C'est là au milieu des forêts et des eaux de l'Olympe qu'il écrivit son poème Husnu Schirin.

Parmi les Tékés dont Brousse compte un grand nombre il n'y en a que deux qui méritent notre attention. C'est le Mevlana de Djélaleddin ou le Téké des Mevlévis. Ce moines qui prennent leur nom de Hasreti Mevlana leur fondateur, célèbrent le mouvement des astres par une sainte danse exécutée au son de la flûte, qui représente le souffle de l'amour vivifiant de l'ame du monde. Les hymnes qui sont chantés avec l'accompagnement de la flûte et de deux petits tambours pendant que les derviches tournent, sont tirés du Mesnevi, le grand poème mystique de leur fondateur.

L'autre Téké est celui d'Abdal-Murad; il se trouve derrière le chateau, près de l'endroit ou se saint personnage est particulièrement honoré par les fidèles musulmans qui s'y rendent en pélérinage. Il est habité par les Dervisches Bektaschis: l'ordre de ces dervisches fut fondé sous le règne du Sultan Orkhan par Hadji Bektasch qui donna le nom de Janissaires (Yéni-Tschéri) aux nouvelles troupes. Aussi les Bektaschis étaient-ils particulièrement favorisés par les Janissaires.

Parmi les tombeaux des saints (*) qui sont enterrés à Brousse, les suivans méritent surtout notre attention:

1° Celui de Gheïkli-baba (père des cerfs), dervisch d'Aserbeidjan qui passait sa vie dans les forêts en compagnie de cerfs qu'il apprivoisa. Sultan Orkhan qu'il accompagnait dans ses guerres, fit bâtir son tombeau au milieu de Brousse et y fonda un couvent.

2° Celui de Karanfilli-dédé (père des œillets) se trouve à l'ouest de la ville sur la promena de du même nom hors de la porte de Hassan Pacha.

(*) On les disigne sous trois noms; dédé ou baba, père; abdal, fou; et Sultan, prince dans l'empire des morts.

3° Celui d'Abdal Murad (le fou Murad), dervisch du Khorassan qui assista à la prise de Brousse, se trouve au pied de l'Olympe dans son couvent sur cette belle vue qui sorte son nom. On y montr e son épée en bois que plusieur voyageurs Européens ont confondue avec la Durindana, l'épée en fer du Roland furieux. Sultan Ahmed I, en fit couper une partie et la conserva comme une rélique dans le trésor impérial.

4° Celui de Tschèkirghé Sultan (prince des sauterelles) se voit dans le village ou faubourg qui doit son nom à ce saint, à côté du tombeau du Sultan Murad II ; à quelques pas de là vis-à-vis de la mosquée, se trouve cette fontaine ingénieuse dont nous avons parlé plus haut, avec une terrasse qui jouit d'une vue superbe, et qui forme un belvédère sur la plaine de Brousse.

5° Celui d'Émir Sultan, le plus beau, le plus riche et le plus célèbre de tous les tombeaux de Brousse, se distinguait autrefois par la magnificence de ses tapis en soie, de ses lampes en argent, de ses encensoirs et flacons d'eau de rose ornés de riche pierreries et ne cédait en rien aux endroits de pélerinage les plus célèbres de l'Islam: à la suite d'incendies et d'autres circonstances les trésors d'or, l'argent et les pierreries ont disparu et même de tous ces Corans nombreux qu'on y trouvait et qui étaient les chefs d'œuvres de calligraphes arabes et turcs, il n'en reste que quelques uns. Les fondations pieuses d'un hospice pour les pauvres n'existent plus.

Émir Sultan, nommé proprement Schemseddin-Mohammed Ben-Ali, né à Boukhara, fit le pélerinage de la Mecque. La légende dit qu'une voix sortie du sanctuaire du Kaaba en présence de tous les Seids et Schérifs qui doutaint de son origine directe du prophète et de sa sainteté, le declara le premier des Émirs et des saints, d'où datent ses titres Émir, Sultan, Wéli (prince, gouverneur, saint). De la Mecque il partit avec ses disciples, conduit d'une lampe qui planait devant lui en l'air jusqu'à Brousse où elle s'éteignit, ce qui le décida à se fixer dans cette ville. Il accompagna le Sultan Bayézid I dans ses guerres, et après la défaite de son maitre, il sauva Brousse de la destruction dont elle était menacée par Tamerlan, en lui adressant un message, et mourut en 833 de l'hégire (1429). Après sa mort son tombeau devint célèbre par un foule de contes, de miracles et de pélérinages que les Sultans même accréditèrent par leur exemple. Lorsque Sultan Sélim I, après la victoire remportée sur son frère Ahmed, allait à Brousse visiter les tombeaux de ses aieux et de celui d'Émir Sultan, une voix qui se fit entendre du tombeau de ce saint lui prédit la conquête de l'Egypte. En recconnaissance de cet heureux présage accompli par Sélim I, le second conquérant de l'Egypte, Sultan Sélim III, fit reconstruire la mosquée et le tombeau qu'une incendie avait gravement endommagés.

Parmi les savans qui sont enterrés à Brousse, deux savans interprètes des lois Al-Fenari et Hosrew Ibn Chiw ainsi que trois célèbres poètes Mollah Hosrew (auteur du fameux poème turc Schirin) Chiali et Wassi Ali méritent une honorable mention.

IV. LE CHATEAU.

Le Chateau s'élève au milieu de la ville sur un rocher très escarpé. On y arrive du côté du nord par la porte des assiettes, Tabak-Kapoussou ; du côté de l'ouest par la porte des bains, Kaplidja-Kapoussou ; et du côté du sud ou de l'Olympe de plein pied par la porte des prisons, Zindan-Kapoussou et la porte des eaux, Sou-Kapoussou.

Le chateau renferme, outre la mosquée du Sultan Orkhan et le Daoul Monastir dont nous avons parlé, les ruines de deux palais que Murad I et Mohammed I avaient fait construire aux deux extrémités de cette belle terrasse formée par la nature.

On entre dans l'enceinte de ces ruines nommées arsenal ou Top-hané, par une porte sur laquelle l'on voit encore les traces des aigles romaines. Dans l'intérieur on cultive paisiblement les simples fruits de la terre, rien ne rappelerait ni justifierait le nom guerrier de cet endroit sans quatre vieilles pièces de canon rouillées qui gissent çà et là démontées sur la terrasse. A l'extrémité de cette terrasse le spectateur est surpris de la manière la plus agréable par une vue de plus belles qu'on puisse rencontrer. L'œil parcourt au loin la plaine de Brousse si riche en villages, en eaux vives, en luxuriante végétation; il suit en l'admirant le cours méandrique du superbe Niloufar, qui semble s'éloigner avec regret de ces belles contrées.

Plus près on distingue à ses pieds la ville avec tous ses édifices si variés ; et cet amas compact de maisons, de dômes, de minarets, de coupoles des bains entremêlés de verdure et de superbes arbres forme le premier plan de ce magnifique panorama. Les palais des premiers souverains Ottomans n'ont pas l'aspect de ruines complètes, on y reconnait encore le plan de l'ensemble, l'ordre des différens appartemens, des bains, des jardins, des Kioskes et des fontaines Des restes de murailles non delabrés indiquent plusieurs de ces dernières. les bains assez bien conservés laissent deviner le voisinage du Harem. Enfin, avec un peu d'observation, l'imagination reconstruit facilement l'ensembe de ces palais ruinés, et se reporte avec interêt aux tems où ils abritaient les rois de l'Orient.

IV. LES PROMENADES.

1° La forêt des Chataigniers se trouve à une demi-lieue à l'est de Brousse, au pied de l'Olympe. Les chemins qui y conduisent passent par plusieurs fermes bien entretenues, sont larges et ombragés par une multitude de grands et magnifiques arbres, tant fruitiers que sauvages ; ils sont bordés en outre de différentes espèces d'arbrisseaux couverts de fleurs et enlacés de plantes grimpantes qui s'élèvent quelquefois jusqu'au sommet des plus grands arbres.

On est bien agréablement surpris, surtout quand on a habité quelques années Constantinople où le sol est abandonné à la nature, de voir la variété de culture qu'offrent les environs de Brousse. Des champs de blés bien cultivés, de vignes particulièrement, des forêts immenses de muriers récréent la vue à chaque instant.

C'est au commencement de ce chemin que se trouve, à une petite distance à droite au milieu des jardins, la mosquée et le tombeau du Sultan Yildérim Bayézid.

La forêt des chataigniers se distingue par la beauté de ses arbres et l'épaisseur de leur ombre, la fraicheur de la verdure, mais surtout par la proximité et l'aspect imposant du mont Olympe qui semble s'élèver à peu de distance comme un mur colossal de verdure; elle est encore célèbre par une source d'eau fraîche et pure comme le cristal. La tradition dit que le saint, Emir Sultan, l'avait en second Moïse, fait jaillir au moyen de son bâton. (*)

Cette promenade qui comprend un espace de deux lieues est très praticable aux voitures.

2° Téféritsch. C'est au sud-est de la ville tout à fait au pied de l'Olympe un superbe endroit riche en verdure, en eaux et en beaux platanes qui garantissent contre le soleil le plus brulant du midi. Sur le devant, la ville de Brousse et la plaine s'étendent dans toute leur beauté; par derrière s'élève majestueusement l'Olympe comme un mur gigantesque couvert de verdure. Le chant des oiseaux, le parfum des fleurs, cette verdure et la magnificence de cette vue m'avaient enchainé; aussi dus-je me faire violence pour m'arracher à ce lieu enchanteur.

Pour y arriver de Tschèkirghé on passe par la ville ou ce qui est mieux on traverse Bounarbaschi et Gueuk-Déré derrière la ville.

3° Gueuk-déré (la vallée céleste). C'est ainsi qu'on nomme la vallée qui entre le plus profondément dans l'Olympe, et se prolonge à travers la vallée par laquelle sort un torrent qui met une dixaine de moulins en mouvement. On peut se faire une idée de la véhémence avec laquelle ses eaux considérablement augmentées par la fonte des neiges et les pluies, se précipitent en hiver du haut de l'Olympe, en voyant ces masses de rochers qu'elles arrachent avec un bruit de tonnerre, et qu'elles charrient jusque dans la plaine.

(*) On l'appelle Ni[illegible]assa (la source du bâton).

L'intérieur de la vallée présente de superbes sites mais le chemin pour y arriver est trop pénible à faire. Je préfère le chemin qui sur la pente droite de la vallée au dessus des moulins conduit sur l'Olympe, où on trouve de superbes positions avec des vues magnifiques. Aussi l'endroit ombragé par des magnifiques platanes tout près du pont, à 200 pas des moulins, dont le bruit lointain se mêle à celui de la rivière, et au chant des oiseaux, quoique fort proche de la ville ne laisse pas que d'avoir un aspect champêtre. Pour venir de Tschèkirghé on passe par derrière la ville.

4° Karanfilli (la place riche en œillets). Le superbe paysage qui porte ce nom est à l'orient de la ville et forme une des plus belles promenades des environs. C'est là que sort la rivière nommée Aktschaglan ou l'eau de Mir-Alischir qui pourvoie aux besoins du faubourg d'Emir Sultan, et va par un aqueduc jusqu'à la mosquée du Sultan Bayézid. L'ombre et surtout la richesse des fleurs distinguent ce site admirable.

5° Fistikli (la place riche en pistachiers) est une petite forêt de pistachiers et de cyprès très ombragée, recherchée par ceux qui n'aiment pas les premenades lointaines.

6° Kapouli-kayà (le rocher ouvert) et une vallée solitaire ornée de prairies et de forêts où l'on trouve une grande quantité de rossignols.

7° Tschamlidja (le bois de sapins) est une forêt épaisse de sapins et d'autres arbres touffus à l'ombre desquels on se croit transporté dans les régions du nord.

8° Le Kiosk d'Abdal Moumin (serviteur du fidèle) se trouve derrière le chateau sur la partie inférieure de l'Olympe, entouré de cette riche végétation qui distingue les parties inférieures de cette montagne. On y jouit de cette vue superbe qui fait le charme de toute montée, aussi petite qu'elle soit sur l'Olympe et qui dédommage agréablement de la peine légère qu'on s'est donnée.

9° Sobran est une forêt de chataigniers sauvages, qui fournit une des plus agréables promenades.

10° Bounarbaschi (tète ou origine des sources). Derrière le chateau de Brousse tout à fait au pied de l'Olympe au dessous du Kiosk d' Abdal-Murad jaillit de la montagne une source ou plutôt une rivière claire et limpide comme le cristal; elle alimente de ses eaux un grand nombre de bains et de fontaines publiques et privées. Au bord de cette eau argentine sur une place qu'on a gagnée au depens du rocher qui s'y éléve perpendiculairement, à l'ombre de superbes arbres, un grand concours de promeneurs sur de modestes tabourets ou étendus sur des nattes à chaque heure de la journée, savourent paisiblement leurs tchibouc ou narghilé, prennent le café, et souvent s'amusent à entendre les contes des médah qui s'y trouvent. C'est surtout le soir, où le soleil se cache derrière l'Olympe et où la ville de Brousse et l'Arganthonios paraissent éclairés, que cet endroit est délicieux. Ceux qui viennent ici de Tschèkirghé éprouveront un double plaisir en prenant le chemin ou sentier d'en haut par derrière la ville.

11° Le Kiosque d'Abdal-Murad à coté du couvent de ce saint et celui de Seïd Nassir se trouvent à une petite distance l'un de l'autre et à peu près à la même hauteur sur l'Olympe. A l'ombre des beaux arbres qui ornent ces places, on jouit de tous les charmes de la plus riche végétation et d'une vue supérieure à tout ce que l'imagination la plus exaltée puisse produire. On peut se reposer avec delices du peu de fatigue qu'on a pu éprouver à gravir cette colline.

Des fontaines d'une eau fraiche et cristalline qu'on y trouve pour se désaltérer, le bruit des petits ruisseaux qui dans le voisinage se précipitent avec force dans la vallée où ils sont utilisés par des moulins, augmentent les charmes de cet endroit, où on découvre à chaque instant de nouvelles beautés au point qu'on ne se fatigue pas à y rester des heures entières et à plusieurs reprises de suite.

La nature y a réuni tous ses prodiges, toutes ses merveilles, il ne reste à l'art que de procurer les moyens d'en jouir avec plus d'aisance et de facilité. (*)

12° Le Kadi-kiosk et le Kiosk-persan (Adjémi-kiosk). A l'ouest du village de Tschèkirghé, se trouve à une petite distance un peu à droite du chemin qui conduit à Inkaya, le premier kiosk avec une vue assez jolie; et au nord tout à fait dans la plaine à une petite distance du Niloufar le Kiosk-persan. Les chemins pour y parvenir sont de beaux sentiers entre des jardins de muriers et de vignes bordés de haies d'arbrisseaux et d'arbres qui étant au mois de mai tout en fleurs sont beaux à ravir et répandent un parfum délicieux. Comme ces promenades sont si près du village on les fait facilement à pied.

13° Inkaya et Tschongara. A une distance d'une heure à peu près à l'ouest de Tschèkirghé sur la pente de l'Olympe on trouve le petit village d'Inkaya, quelques moulins et plus haut une tuilerie. Du chemin qui y conduit sur la côte de la montagne, on peut voir d'abord la plaine de Brousse vers Mohalitsch et le lac d'Apollonia avec l'ile et la ville même, ensuite la superbe vallée d'où sort le

(*) Le chemin pour y arriver est détestable.

Niloufar, le village de Missikeuï et différentes branches de l'Olympe et du mont Adrianos couvertes de la végétation la la plus brillante. Quelle abondance d'eau! A chaque pas on rencontre ou une fontaine ou une source, un petit ruisseau qui traverse le chemin. A travers des taillis épais on arrive, avant d'entrer au village, à une petite place qu'un platane centenaire ombrage de ses branches innombrables. La montagne à cette élévation est composée de terrains de chaux concretionnée pleins de pétrifications de végétaux et d'animaux terrestres, ce qui explique l'existence de la grotte qui se trouve à cent pas de là, du fond de laquelle on entend un torrent qui se précipite avec véhémence.

Tout près de cette belle place se trouve une grotte, nommé Souinn par les habitants, à l'embouchure de laquelle on entend le bruit d'une chute d'eau. Éclairé par un morceau de pin gras que portait un conducteur je descendis, non sans peine jusqu'à la profondeur de 25 à 30 pieds. La grotte s'élargit là et un petit lac empèche d'aller j'usqu'au fond où on voit se précipiter un torrent. Tout l'intérieur est incrusté de stalactites de carbonate de chaux. L'eau se perd par un trou que je ne pus pas découvrir. sous le rapport géologique, tout ce rocher se compose de tuf calcaire avec des pétrifications de végétaux et d'animaux terrestres.

Si on traverse le village et si l'on suit le chemin le plus large, on rencontre le long de la vallée des sites superbes. Mais on découvre des parties bien plus belles si on suit le sentier qui à l'extrémité du village s'élève à gauche vers Tschongara, petit village d'une situation vraiment pittoresque. A droite on voit une superbe petite forêt de chataigniers et à gauche on passe par un petit bois de pins et de sapins dont l'ombre noire et la vue magnifique engagent à s'arrêter. La végétation est partout d'une beauté et d'une richesse vraiment rares. A quelques centaines de pas au delà de ce bois, j'ai trouvé un conduit d'eau qui pourvoie Tschèkirghé d'eau froide et augmente les sources froides du Kukurtlu et du Yénikaplidja.

Un chemin très court reconduit d'ici directement à Inkaya.

14° Missikeuï. On descend de Tschèkirghé au pont Merhabli, on le traverse et on suit la route de Mohalitsch. A une distance de mille pas environ du pont, un chemin large s'élève à gauche entre les vignes sur la hauteur d'une colline fertile nommée Topou-Belen, qui domine d'un côté la plaine de Brousse et de l'autre les collines couvertes de vignobles jusqu'au pied de l'Olympe, dont elle sont séparées par le Niloufar. En suivant un beau chemin qui, tantôt bordé de vignes, tantôt de buissons et d'arbrisseaux sauvages, conduit toujours sur la hauteur Topou-Belen, on arrive à une fontaine ombragée par un arbre, d'où se présente dans toute sa beauté le village de Missikeuï sur la partie inférieure de la montagne Dédégaïri. On prend à gauche le large et beau chemin bordé de haies magnifiques entre les vignes et qui descend dans la vallée. Le voyageur entre sous un beau berceau composé de superbes marronniers, noyers et platanes entre lesquels de fiers peupliers élévent leurs cimes jusques vers les nues et jouit avec délice de la fraicheur agréable produite par les ondes joyeuses du Niloufar qui sort ici de la montagne d'Adrianos. Dans le village même, au bord de la rivière, à côté du pont, plusieurs platanes majestueux forment une ombre fraiche qui invite au repos.

Assis sur le pont, ce n'est pas sans un sentiment de plaisir et d'admiration que vous voyez arriver avec rapidité les ondes écumeuses dont le bruit mêlé à celui des moulins vient frapper votre oreille attentive. L'arrivée d'une nombreuse compagnie d'Européens excita la curiosité des habitans : ils vinrent nous joindre sur le pont et nous offrir avec toutes les instances d'une hospitalité franche et sincère leur maisons pour nous reposer et les produits de leur culture pour nous restaurer. Ils se montrèrent très empressés à nous donner des renseignement sur toutes les questions que nous leurs adressâmes et assistèrent avec une grande curiosité au repas champètre qu'on avait en attendant préparé sous les platanes au bord du Niloufar. Je fis ensuite une petite excursion le long du Niloufar dans la vallée qui sépare l'Olympe du mont Adrianos, et qui est pleine de superbes sites et d'une végétation des plus vigoureuses. Quant au rélations géologiques de cette montagne elles ne diffèrent en rien de celles qui ont été faites du mont Olympe. Le retour se fait par un chemin plus court qui se sépare de l'autre à une petite distance du village et reconduit sur le Topou-Belen, d'où on jouit de vues magnifiques et par où en traversant le Niloufar on arrive bien vite à Tschèkirghé.

15° Tobourtsché. La situation de ce village entouré de jardins de chataigniers offre un superbe endroit de promenade. Les sentiers bordés de haies superbes d'arbrisseaux sauvages entre des plantations de muriers et de vignes traversent plusieurs petites rivières. La vue dont on jouit n'est pas très étendue, mais la verdure fraiche de la végétation et l'air pur apporté de la gorge de Missikeuï par le Niloufar rendent cette course très agréable.

16° Le lac d'Apollonia. Parmi les excursions lointaines dans les environs de Brousse, celle au lac d'Apollonia mérite d'être signalée à l'attention du voyageur. Le chemin qui y conduit et qui est en grande partie la route de Mohalitsch, dure environ 6 heures ; à mesure qu'on arrive, on ne fait que rencontrer une végétation de plus en plus riche et une culture de plus en plus soignée. Cette plaine et les bords du lac offrent de grandes ressources aux botanistes qui voudraient se livrer à des recherches scientifiques. Sur une presqu'île d'une élévation modérée formée par ce beau lac si trouve la petite ville d'Apollonia (Abolliond) dont les habitans, en grande partie grecs, s'occupent de la culture des terres se fertiles de la plaine. Les points de vue dont on y jouit ne sont pas dépourvus d'attraits, surtout ceux d'où on découvre les différentes parties de l'Olympe, du Katirli et du Samanli.

17° Filladar. Pour l'ami de la nature et le géologue qui veut étudier les formations du Katirli (Arganthonios) je recommande la promenade au village grec de Filladar. Le chemin traverse la plaine de Brousse à coté des villages Bilédoyonus, Déré-tschaousch-keuï et Armoud-keuï. Sur le katirli même on voit Masoarakeueï et au pied d'un immense rocher le village de Filladar. Toutes les contrées qu'on traverse portent l'empreinte de cette richesse de végétation et de cette culture qui distinguent les environs de Brousse.

A quelque distance du village plusieurs arbres hospitaliers, un gazon moelleux avec une fontaine d'eau fraiche offrent au voyageur un site délicieux où l'on jouit d'une vue de Brousse et de l'Olympe et du lac d'Apollonia qui ne laisse rien à désirer. Mais si vous voulez ajouter au charme de ce point de vue merveilleux et le changer en un panorama magnifique, vous n'avez qu'à traverser le village de Filladar qui est un de plus soignés des environs de Brousse et monter ensuite sur le rocher que les habitans apellent Castello (château) parcequ'il y avait autrefois une tour forte dont on voit encore les restes. Alors la vue est une des plus ravissantes des alentours de Brousse; celle de l'Olympe est plus majestueuse, elle donne une idée de l'immensité de la création et rappelle au spectateur extasié devant cette image imposante la puissance de l'éternel et le néant de son être semblable à un grain de sable au bord de l'immense Océan; mais celle-ci plus délicate, moins grandiose comparativement à l'autre, offre peut-être une plus grande masse de jouissances; tous les sens y participent, on jouit de l'admirable perspective des jardins fleuris dont on sent le parfum; on se trouve dans l'air embaumé et rafraichi par le voisinage de la mer qu'on voit à ses pieds.

Du côté du sud la plaine riante de Brousse avec tous ses villages, la ville même et Tschèkirghé au pied du géant vénérable, à l'est la plaine de Yéni-schehir, la continuation du mont Katirli et une petite partie du lac de Nicée, à l'ouest le lac d'Apollonia, la fertile plaine de Mohalitsch et la mer de Marmara, au nord le magnifique golfe de Moudania avec ses villes et ses villages et la montagne de Samanli qui masque la vue de Constantinople, forment un panorama ravissant. C'est en vain que je m'efforcerais de retracer ici les impressions que j'éprouvais à la vue de ces beautés naturelles; les expressions manquent pour rendre dignement les sentimens auxquels je me laissai aller: il n'y a qu'en les éprouvant qu'on puisse les comprendre. L'élévation de ce rocher du Katirli qui s'étend del' est à l'ouest est à peu près 2000 pieds au dessus de la mer. Il est composé de terrains de transitions de grawackes et de schistes; la flore des différens vallons est riche et variée. (1)

La distance de Tschèkirghé est de quatre heures, celle de Ghemlik de deux heures.

18° l'Olympe de Mysie (2) n'est pas aussi célèbre que celui de Thrace, et cependant il offre assez d'interêt pour attirer également l'ami de la nature et le savant sur ses sommets vierges.

On y monte par plusieurs chemins; on distingue entre autres ceux de Brousse et celui de Tschèkirghé.

De Brousse trois chemins conduisent à l'Olympe.

Le premier qui passe par Téféritsch et qui conduit immédiatement comme le suivant sur le premier plateau de l'Olympe nommé Yeuruk ou Kasi (3) ou Kadi-Yaïla est très court mais raide, il est préférable au second qui passe à coté de Mussellim-Kiosk, et à gauche de la vallée céleste (Gueuk-Déré). Le troisième plus long que les autres grimpe sur la pente droite de Gueuk-Déré même et passant par Elmatschoukour-Yaïla, s'élève doux et facile jusqu'à la seconde région appellée Sobra-Yaïla.

---

(1) On y remarque entr'autres: Daphne pontica. L., Borrago orientalis L., Orobus hirsutus. L., Hypericum calycinum. L., Euphorbia amygdaloides. L., Ruscus aculeatus. L., Salix purpurea L., Alnus glutinosa. L., Fagus sylvatica L., Pinus maritima L. etc.

(2) V. Hammer, Umblick auf einer Reise von Constantinopel nach Brussa und dem Olympos. etc. Pesth, 1818.

(3) Kasi-Yaïla, alpe du vainqueur, plutôt que Kadi-Yaïla, alpe du juge, parceque Orkhan dirigea de ce plateau le siège de Brousse.

Quant au chemin de Tschèkirghé il conduit derrière le village du même nom à coté de Tschongara sur le même sentier de la vallée céleste et immédiatement à la seconde région. Si vous montez par l'un ou par l'autre de ces chemins, vous rencontrez d'abord des terrains d'alluvion au pied de la montagne et puis du tuf calcaire rempli de pétrifications. Alors la végétation devient magnifique, et c'est après une montée d'environ une heure sous une ombre éternelle, à travers des platanes, des chênes, des hêtres et d'autres arbres vigoureux et gigantesques(*) qu'on arrive sur le ravissant plateau de Kadi Yaïla. La montagne jusqu'à cette hauteur peut aussi s'appeler la région des hètres.

Ce plateau est une place assez grande couverte de verdure et de fleurs, bordée tout autour d'une jeune forêt au milieu de laquelle se trouve une source d'eau fraiche et limpide. En se plaçant sur le bord antérieur de cette place et regardant vers le nord on se croit transporté dans l'intérieur d'un panorama magique dont les tableaux frais et gigantesques vous remplissent d'une admiration enthousiaste.

(*) Parmi plusieurs espèces on y trouve : Castanea vesca. L., Hypericum calycinum. L., Platanus orientalis. L., Quercus infectoria. Oliv., Fagus sylvatica. L., F. fruticosa L., Pinus pinea. L., P. Laricio. Poir, Cystus villosus L., C. salvifolius. L., Corylus avellana. L., Carpinus Betulus. L., Styrax officinalis. L., Daphne pontica L., Digitalis aurea et orient. L., Cytisus laniger. D. C., C. calycinus. C. hirsutus. C. lotoides. C. ponticus. L., Diospirus Lotus. L., Taxus baccata. L, Borrago orientalis. L., Primula acaulis. Jacq., Euphorbia amygdaloides, L., Anemone apennina., Orchis fusca. Jacq., Fritillaria pontica., W. Doronicum Pardalianches. D. rotundifolium. D. C., Jasminum fruticans. L.

Je voudrais faire partager à ceux qui liront ces pages les émotions que m'a fait éprouver cette vue magnifique; je voudrais pouvoir peindre fidélement le tableau qui se déroule autour du spectateur et dont les yeux ont tant de peine à se détacher. Ici on voit à ses pieds la ville de Prusias avec ses coupoles et ses minarets et ses nombreux caravansérails, son antique citadelle aux murailles pittoresques, et ses maisons entremêlées d'arbres à feuillages divers, et entourées de vastes jardins; la plaine semée de villages qui s'étend épanouie, féconde, verte et riante. Au milieu de ces masses de verdure serpente le Niloufar, comme un fleuve d'argent auquel viennent aboutir mille petits ruisseaux qui arrosent, fertilisent des campagnes qui certes pouvaient rappeler à des exilés les délices de l'Andalousie(*) puis c'est le lac d'Apollonia, l'Arganthonios, puis le golfe de Moudania et la mer de Marmara avec la belle ile (Kalolimnos), puis à droite la plaine de Yeni-Schéhir. En se tournant du coté du sud la scène change; l'Olympe s'élève perpendiculairement couvert sur ses flancs escarpés et presque à pic de forêts de pins et de sapins pressés, entremêlés de rochers de granit, dont le blanc grisâtre fait un contraste singulier avec le verd-sombre de la forêt.

Cette première terrasse des terrains se compose de gneiss protogyne avec des petits blocs de marbre blanc très épais, charriés des parties supérieures de la montagne. L'élévation est de 2500p. au dessus du niveau de la mer.

(*) Les maures lors de leur expulsion de ce pays qu'ils nomment encore le paradis terrestre, et les tribus juives qui partagèrent plus tard leur sort et vinrent demander l'hospitalité aux Sultans Ottomans, crurent avoir trouvé une nouvelle Grénade dans ces contrées.

Après une petite halte on se remet en marche pour la seconde région. Le chemin, à l'exception d'un petit passage dont la pente est d'ailleurs assez douce, traverse une superbe forêt de pins et de sapins (1) dont l'aspect transporte pour un instant dans le nord de l'Europe. C'est la région des pins ou la seconde région. Le terrain est ici formé de gneiss, mais bientôt on découvre le granit, de manière que l'Olympe se compose d'un bloc immense de granit entremêlé de marbre blanc, avec une ceinture de gneiss. Mais la cime elle même est toute formée d'un marbre blanc très epais, qui forme la région alpine ou la troisième région. La couche mince de humus qui couvre les rochers suffit cependant pour nourrir une végétation fraiche et vigoureuse qui ne cesse jusqu'à la cime, de manière que l'Olympe ne possède pas une région sans végétation. Malheureusement des incendies causés par la foudre ou la négligence des hommes ont fait en plusieurs endroits de grands ravages. Ces longs troncs écorchés d'un blanc grisâtre et noirâtre à branches dépouillées et nues, qu'on y voit en masse au milieu de la verdure vigoureuse qui les entoure, font naître en passant quelques idées de philosophie mélancolique. C'est là une image de la mort qui se trouve toujours à côté de la vie, de la douleur qui partout se mêle à la joie.

Sur les différens plateaux de la seconde région, c'est-à-dire à une élévation d'environ 5500p les arbres deviennent plus rares et plus petits, mais en revanche on y trouve une verdure fraiche et jeune, des fleurs abondantes (2) et

(1) On y trouve : Pinus abies L. Juniperus oxycedrus. L etc.

(2) On y trouve: Primula cortusoides. L. Geum coccineum. L. G[illegible] ivalis L.

une profusion d'eau claire et fraiche comme la glace. (*)

Plusieurs rivières comme le Saralan, le Papas-bounar, le Kirk-bounar, etc. alimentés par la fonte des neiges éternelles, ou des sources intarissables descendent en bondissant; malgré la rapidité et l'inégalité de leurs cours on trouve dans leurs eaux d'excellentes truites qui avec le lait, le caïmak et le rôti de mouton forment de quoi satisfaire l'appetit excité par la montée et l'air pur de la montagne.

D'immenses rochers de granit épais à grains fins qui se sont détachés des parties supérieures de la montagne couvrent ces régions. On se croirait transporté au milieu d'un champ de bataille des Géants et des Titans. Les cimes qui s'élèvent au ciel sont sans doute les tombeaux gigantesques de ces héros, et les masses de rochers détachés et épars sont assurément les projectiles avec lesquels le courroux des dieux a puni leur audace.

Le plus grand de ces rochers est celui de Tombak-tschoukouru au delà de Kirk-bounar dont le nom indiquerait du métal.

C'est de là qu' après un repos on se met en route pour la cime.

Il faut encore deux heures pour y arriver.

Cette Cime. se divise en deux mamelons dont le plus haut qui a une élévation de 7500p' environ, porte le nom de Keschisch (moine) d'où l'Olympe entier a pris aujourd'hui le nom de Keschisch-Daghy(mont du moine).Est-ce parceque sous l'empire grec il y avait ici dans la région de la neige un couvent dont on voit encore les ruines, ou peut-

---

(*) Ces sources n'ont que 3° à 4° R-

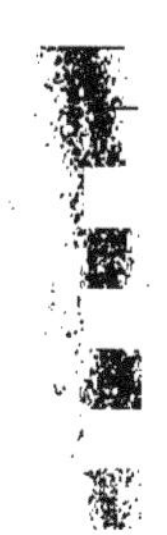

être parceque l'imagination des Orientaux voyait dans la montagne à tête grise un moine vénérable; le fait est que la montagne se nomme ainsi et qu'aujourd'hui le moine occupe la place du Jupiter l'Olympien.

Après deux heures d'une montée assez pénible, d'abord sur le velours d'une verdure émaillée de fleurs à la région où la neige fond, et puis sur la neige même, on arrive à la cime. Les mois les plus favorables pour cette expédition sont ceux de juillet et d'août, c'est alors qu'on trouve le moins de neige et qu'on a le plus de chances de rencontrer une atmosphère sans brouilard et sans nuages.

L'air pur qu'on y respire, la vue ravissante dont on est surpris furent sans doute les motifs qui engagèrent les anciens à y placer le siège des dieux.

On voit vers le nord la mer de Marmara avec toutes ses belles iles, ses golfes pittoresques et ses promontoires; on distingue d'un côté l'embouchure des Dardanelles, de l'autre le Bosphore et Stamboul avec ses dômes et ses minarets; plus près au milieu des belles plaines fertiles qui entourent la montagne, les lacs d'Apollonia, de Nicée et de Yéni-schéhir ressemblent à trois miroirs sur un riche tapis vert; les montagnes de Simao et Filladar, et un peu vers l'est l'Arganthonios bifurqué (Katirli) la plaine de Yéni schehir ; à l'ouest la vue est bornée par les montagnes de Bosaghan d'où sort le Niloufar, et divisées de l'Olympe par la vallée d'Adrianos; cette vallée porte encore le nom d'Adrien qui y avait fait bâtir une ville (Adriani ad Olympum).

Vers le sud on n'aperçoit que des montagnes parmi lesquelles se distinguent celles de Koutahia; c'est du sommet de cette montagne que les musulmans observent l'apparition de la nouvelle lune pour le commencement du Ramazan et pour le Baïram.

Au milieu de cet amas de montagnes qui ressemblent aux vagues immenses d'une mer pétrifiée au moment d'une ardente tempête, on voit le mont Tomanidsch s'élever et dominer tous les sommets environnans. Quel panorama, quel mélange de verdure et de rochers, de plaines et de montagnes superbes, de villes et de villages et de mers et de lacs qu'on embrasse d'un seul coup d'œil. Et puis que de souvenirs historiques viennent animer ce tableau qui se déroule si magnifique et si varié.

On voit tour à tour l'Asie se ruer sur l'Europe et l'Europe sur l'Asie. On croit encore entendre les chœurs des habitans de Kios qui le thyrsus à la main parcoururent l'Arganthonios en criant: Hylas! Hylas! On croit voir fourmiller sur le Bosphore et l'Hellespont les grandes armées persanes de Xerxes et Darius qui vinrent se briser contre la Scythie et la Grèce; là puis c'est la phalange victorieuse d'Alexandre qui pour le plaisir de détruire va renverser le plus puissant empire de son tems; c'est ici que les légions romaines promenant dans le monde entier leur ambition envahissante subjuguèrent les rois de Bithynie et du Pont; c'est là que les masses de populations chrétiennes qui passèrent le Bosphore pour aller en Palestine, livrèrent tant de batailles sanglantes, et laissèrent dans l'exil tant de leurs combattans enthousiastes qui dévoraient également la victoire et la défaite, ce sont enfin ces contrées que les Osmanlis traversèrent quand de l'Orient ils vinrent innonder l'Occident.

Quel flux et reflux de populations, de vainqueurs et de vaincus, de barbares et de nations civilisées, qui se rencontrent ici!

On pourrait continuer de poursuivre longtems le fil des événemens qui se rattachent à ces contrées, mais laissons cet interêt sévère et abandonnons nous plutôt aux charmes de la nature, aux enchantemens du spectacle qui se déroule à nos yeux, car il fait froid, le tems presse, on n'a pas encore établi d'hôtelleries sur ces sommets inhospitaliers, et voilà qu'il faut se remettre en route pour retourner par le même chemin jusqu'à Sobra-Yaïla. A cet endroit notre guide m'avait indiqué vers l'est un site charmant, et un étang nommé Aïnégueul, recommandable par ses délicieuses truites. Malheureusement un orage épouvantable m'empêcha de vérifier si les indications du guide étaient exactes et je me hâtai à mon grand regret de regagner le Kasi Yaïla.

Dix à douze heures sont suffisantes pour l'excursion jusqu'à la cime.

VI. LE CHEMIN DE BROUSSE A GHEMLIK.

Brousse avait tenu pour moi plus que ses promesses : ses eaux m'avaient rendu la santé; les beautés magnifiques de ses environs m'avaient rempli de surprise et d'enthousiasme, je me mis en route pour retourner à Constantinople avec tout le bonheur que donnent les espérances réalisées. Je n'avais pourtant pas encore épuisé tous les sujets d'admiration, j'avais encore à faire une charmante connaissance. Le bateau à vapeur attend ordinairement les voyageurs à Ghemlik: or la route qui conduit de Brousse à ce port est parfaitement digne de clôre les délicieuses excursions de l'Olympe. On descend d'abord par Bademli baghtsché jusqu'au Niloufar qu'on traverse deux fois sans savoir ce qu'on doit le plus admirer de lui même, ou des belles plaines qu'il arrose.

Immédiatement derrière Démirtesch renommé par la soie et le vin qu'il produit on entre dans un joli vallon du mont Katirli(1); vers le milieu de ce chemin se trouve le petit café turc nommé Derbend ombragé de plusieurs platanes peuplés de rossignols. C'est là que les voyageurs font généralement halte pour se reposer un instant avant de continuer leur route.

A commencer de ce café le chemin s'élève continuellement jusqu'au joug d'où on jouit en se retournant de la vue de l'Olympe et de Brousse comme si la nature avait fait exprès cette élévation pour que le voyageur pût jouir une dernière fois de l'aspect de ces contrées qu'on quitte avec tant de regret, et leur laisser ses adieux.

Mais à peine a-t-on fait quelques pas qu'une vue magnifique vient distraire agréablement de ce qu'on laisse derrière soi. C'est le golfe de Moudania, ce sont les belles montagnes qui le séparent de celui de Nicomédie.

Le chemin (2) qui tantôt s'élève tantôt s'abaisse comme les ondulations de la mer conduit par des gracieux vallons à détours méandriques jusqu'à Engurdschik d'où on voit

(I) Tout ce que je pus observer des qualités géologiques du Katirli sur le chemin de Moudania à Filladar et sur cette route c'est qu'il est formé de terrains de transition consistant en grawacke et en schiste. La flore est partout très riche.

(2) Sur les chemins de Moudania et Ghemlik à Brousse on rencoutre des passages et des ponts qui offrent quelque danger pour les voyageurs. Nous faisons de vœux pour que le Gouvernement de Sa Hautesse plein de sollicitude pour l'Empire et qui déjà a fait supprimer les champs de riz aux environs de Brousse fasse bientôt pratiquer là des routes carrossables.

au bord du golfe Tousla et Kourschounli si pittoresquement jeté surle Polyndromios. Alors la route s'élève une dernière fois tout près du golfe pour montrer Ghemlik dans toute la beauté de sa situation avec ses jardins d'oliviers et son vallon si fertile et si vert par lequel se décharge le lac de Nicée.

C'est ici que le beau Hylas l'ami chéri de Héraclès fut enlevé par les nymphes au moment où il allait à terre pour puiser de l'eau;et c'est en commémoration de cet événement douloureux que les habitans célébrèrent chaque année la fête de Hylas perdu,en parcourant en chœur et le thyrse à la main les forêts de Polyndromios.

Ghemlik situé au fond du golfe de Moudania(le golfe cyanique) se nomma dans les tems les plus anciens Kios d'après son fondateur l'Argonaute Kios qui la construisit à son retour de Kolchis.

Dévastée par les peuples nomades de l'Asie mineure, Prusias, roi de Bithynie la fit reconstruire, et elle adopta par reconnaissance le nom de son bienfaiteur, seulement pour la distinguer de Brousse on l'appella Prusias ad mare: son port reçut les Arabes et les Romains qui respectèrent son nom, mais les croisés y débarquèrent et pour y laisser une trace de leur passage ils la nommèrent Kivote ou Civote. Les Osmanlis enfin après l'avoir assiégée deux fois en vain sous Osman I la conquirent en 734 de l'hégire (1333) sous Sultan Orkhan et lui donnèrent le nom de Ghemlik.

C'est une ville de 8000 habitans qui tire sa principale richesse de la culture des vers à soie, des oliviers et des vignes, qui sont aussi d'une beauté rare. Elle possède un bain alimenté par une source thermale de 28 à 29° R.

Il existe encore un autre chemin de Brousse à Ghemlik que je fis à une seconde excursion, mais qui n'est pratiquable que pour les chevaux.

Il est remarquable surtout par la richesse de végétation des contrées par lesquelles il passe, et souvent par son aspect presque européen.

Ce ne sont plus de stériles haies d'arbrisseaux qui bordent les champs, ce sont des allées de superbes arbres fruitiers et sauvages, de charmans vallons, des montagnes délicieuses, des vues enivrantes qui font passer de surprise en surprise, et qui arrachent à chaque instant des exclamations d'admiration.

De Tschèkirghé on prend immédiatement la direction de Filladar, puis traversant le Niloufar à côté d'un pont ruiné, on laisse à gauche les villages de Térétschaouschkeuï et Armoud-keuï, on passe par Aktsché-keuï et arrivé sur la hauteur de Katirli on aperçoit à gauche Filladar et Tschaoustané, à droite Sadjé koséva, en face le Samanli, par derrière l'Olympe et Brousse dans toute leur beauté. C'est un endroit merveilleux.

A commencer d'ici le chemin descend au milieu de riches plantations de vignes, et de champs de blé très soignés, et bientôt se réunit avec la route qui va par Derbend à Ghemlik.

Outre que ce chemin est plus beau que l'autre il est aussi d'une heure et demie plus court que la route pour les voitures.

APPENDICE.

Outre les sources mentionnées dans cette brochure, tout dernièrement on en a découvert une nouvelle de nature sulfureuse. Le propriétaire du petit Kukurtlu voulant d'après mon conseil construire de petits cabinets pour des bains particuliers fit vider un ancien bassin tout rempli de décombres. A une certaine profondeur les ouvriers sentirent le rocher du tuf calcaire plus chaud d'un côté que partout ailleurs. Ils donnèrent plusieurs coups de marteau dans cette direction, le rocher se cassa et une source d'eau thermale de la grosseur de deux doigts douée d'une odeur sulfureuse très prononcée jaillit de la crevasse devant les ouvriers tout étonnés de ce phénomène inattendu. Elle se trouve à douze pas de la grande source qui n'a éprouvé aucune diminution de ses eaux.

L'examen qualitatif de ses eaux a donné des propriétés physiques et chimiques tout à fait identiques avec celles de la grande source.

Dans l'eau thermale de la source du Bademli-baghtsché qui alimente le bain de Yéni--Kaplidja et celui de Kaïnardja, l'analyse chimique donne en outre quelques millièmes d'une gramme d'oxyde de fer; mais cette substance m'a paru être plutôt charriée mécaniquement par l'eau thermale qu' unie chimiquement.

Quant aux prix modérés des bains dont je fais mention' cela n'est relatif qu'à l'usage des bains pris à l'Orientale Le malade qui d'après l'ordonnance d'un médecin prend les bains dans une baignoire, doit payer bien cher et a par manque d'établissemens ad hoc beaucoup plus de frais qu'aux thermes d'Europe.

Mes observations sur l'efficacité des thermes de Brousse faites pendant le printems de l'année 1842 sur un assez grand nombre de malades qui y furent envoyés par moi et par d'autres médecins, correspondent parfaitement avec celles recueillies les années passées et exposées dans cette brochure et j'ai eu la satisfaction de les voir constatées surtout par ceux qui d'après mes conseils ont suivi une cure systématique.

Un phénomène que je viens de remarquer sur plusieurs personnes et que je cite pour y diriger l'attention des médecins et des malades, mais qui a besoin de confirmation par des observations ultérieures, c'est l'action forte souvent même impétueuse des eaux thermales du Kukurtlu sur les individus dont le système gastrique est très impressionnable. Elles augmentent subitement l'irritation ou le relâchement de ces parties surtout par l'action prolongée de l'eau dans le bain. Les personnes faibles qui doivent faire usage du Kukurtlu en forme de bains devraient procéder lentement et ne sauraient s'entourer d'assez de precautions à tout égard principalement par rapport au froid surtout au commencement de la cure.

TABLE
DES MATIÈRES

I. PARTIE.

RÈGLES CONCERNANT L'USAGE DES BAINS — PAGE

II. PARTIE.

I. SUR LES SOURCES THERMALES ET LES BAINS EN GÉNÉRAL.

III. PARTIE.

ERRATA.

Page.	Ligne			
vj.	13	applicatiou,	lisez	application.
»	30	des	»	de.
vij.	34	etrepreneur	»	entrepreneur.
8	29	set	»	est.
15	4	Kataïrli	»	Katirli.
»	12	orientale	»	occidentale.
16	12	Montfacon	»	Montfaucon.
22	24	un	»	une. .
26	13	intérressés	»	intéressés.
28	28	rheumatiques	»	rhumatiques.
32	6	vola-ls	»	volatils.
»	»	contieunent	»	contiennent.
44	26	un	»	une.
44	28	natureillement	»	naturellement.
45	14	Boghouklouk	»	Boghoulouk.
47	12	»	»	»
50	16	femmes	»	femmes du peuple.
62	11	720(1320)Osman I	»	734 (1333) Orkhan.
64	9	receillir	»	recuellir.
74	8	visiteurs	»	prieurs.
77	4	sorte	»	porte.
»	11	Murad II.	»	Murad I.
78	23	Ibn Chiw	»	Ibn Hisr.
80	7	IV.	»	V.
81	note	Ninassa	»	Aïnassa.
82	21	pistachiers	»	pins à pignons.
96	dern[e].	rencontrent	»	rencontrèrent.

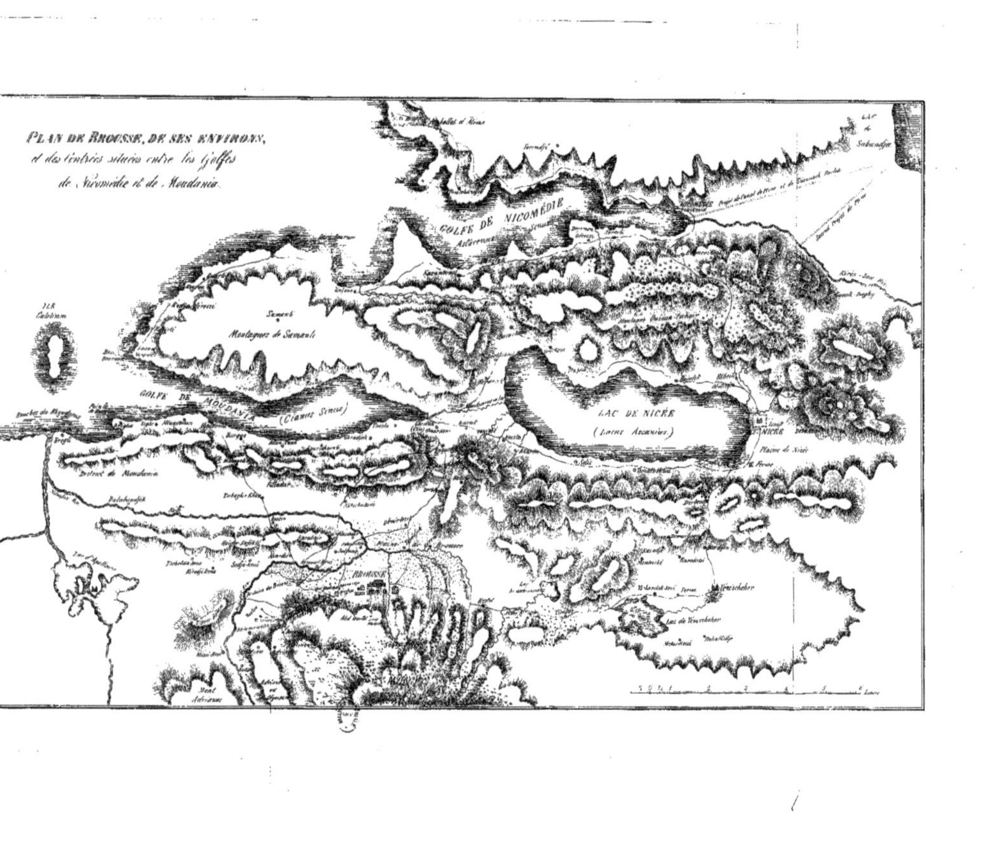
PLAN DE BROUSSE, DE SES ENVIRONS,
et des Contrées situées entre les Golfes
de Nicomédie et de Moudania.
GOLFE DE NICOMÉDIE
GOLFE DE MOUDANIA
LAC DE NICÉE
(Lacus Ascanius)
NICÉE
Plaine de Nicée
Montagnes de Samanli
Samanli
BROUSSE
Yenichehr
Lac de Yenichehr
District de Moudania
Lac de Sabandja

www.ingramcontent.com/pod-product-compliance
Ingram Content Group UK Ltd.
Pitfield, Milton Keynes, MK11 3LW, UK
UKHW020918180726
13838UKWH00002B/619